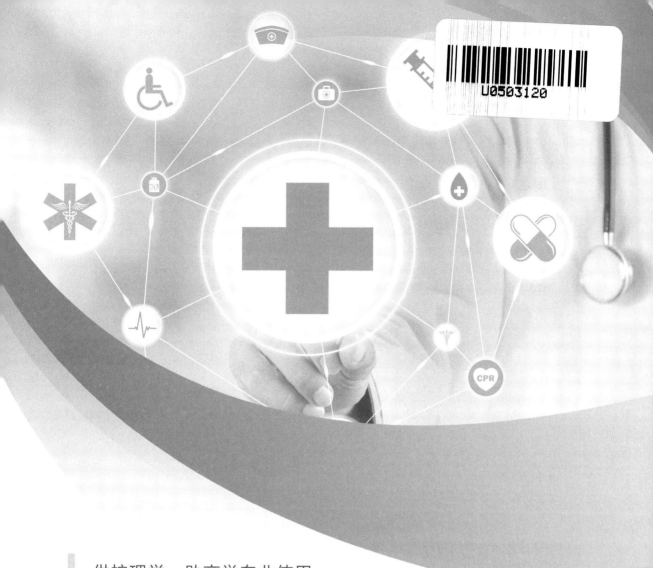

供护理学、助产学专业使用

健康评估技术 与考核指导

尹海鹰　黄亿元　卢孟密◎主　编

郑州大学出版社

图书在版编目（CIP）数据

健康评估技术与考核指导／尹海鹰，黄亿元，卢孟密主编. -- 郑州：郑州大学
出版社，2024.7
ISBN 978-7-5773-0287-4

Ⅰ.①健… Ⅱ.①尹…②黄…③卢… Ⅲ.①健康－评估－高等学校－教学参考
资料 Ⅳ.①R471

中国国家版本馆 CIP 数据核字（2024）第 075147 号

健康评估技术与考核指导

JIANKANG PINGGU JISHU YU KAOHE ZHIDAO

策划编辑	刘　莉		封面设计	王　微
责任编辑	刘　莉		版式设计	王　微
责任校对	吕笑娟		责任监制	李瑞卿

出版发行	郑州大学出版社		地　　址	郑州市大学路 40 号（450052）
出 版 人	孙保营		网　　址	http://www.zzup.cn
经　　销	全国新华书店		发行电话	0371-66966070
印　　刷	河南龙华印务有限公司			
开　　本	787 mm×1 092 mm　1／16			
印　　张	11.25		字　　数	261 千字
版　　次	2024 年 7 月第 1 版		印　　次	2024 年 7 月第 1 次印刷

书　　号	ISBN 978-7-5773-0287-4		定　　价	45.00 元

作者名单

主　　编　尹海鹰　黄亿元　卢孟密

副 主 编　农彩梅　龙　华　韦梅娟

编　　者　（以姓氏笔画为序）

韦梅娟　（右江民族医学院附属医院）

尹海鹰　（右江民族医学院）

石文文　（右江民族医学院）

龙　华　（右江民族医学院附属医院）

卢孟密　（右江民族医学院）

许少伟　（右江民族医学院附属医院）

许凤雯　（右江民族医学院附属医院）

农洁金　（右江民族医学院附属医院）

农彩梅　（右江民族医学院附属医院）

李彩新　（右江民族医学院）

陈洪玉　（右江民族医学院附属医院）

周汉京　（右江民族医学院）

黄亿元　（右江民族医学院）

黄农营　（右江民族医学院附属医院）

黄翠婷　（右江民族医学院附属医院）

覃凤飞　（右江民族医学院附属医院）

编写秘书　石文文

前　言

本书是护理学专业必修的主干课程健康评估的配套教材。根据我国高等学校本科护理学专业培养目标,结合当前临床专科护理的实际工作特点,确定以下编写思想:以"健康中国"战略为导向,以临床护理岗位需求为标准,以培养全面综合型人才为基础,以实践能力培养为主线,以理论和实践结合为途径,构建立体化、数字化教材。

本书以健康评估技能操作为主要内容,根据临床护理岗位的工作特点分为 5 章,涵盖问诊、体格检查、实验室检查、心电图检查、影像学检查常用知识,内容紧扣前沿临床诊断学知识。

本书有以下突出特点。

1. 以教学大纲为指导。本书每个章节都涵盖了学习目标、重难点知识,以案例导入,采用操作流程图来讲解常用的操作,启用思维导图对整个章节理论知识进行概括、梳理。此外,本书涵盖相关常用操作的评分标准及视频,使学生既能按操作规范训练技能,又能按照考核标准检测自己的学习效果。

2. 以执业考试为导向。本书每个章节都设置了"同步练习题",题型包括单项选择题(A1、A2、A3 型题)、简答题、病例题、OSCE 案例(客观结构化临床考核案例)。学生通过练习题的自我测试,验证学习效果,启发思维,提高判断问题、分析问题、解决问题的综合能力,有助于其参加并通过全国护士执业资格考试。

3. 以"健康中国"战略为导向。随着医学技术和护理学的迅猛发展,人们的卫生保健需求不断提高,"健康中国"战略为我国护理事业的发展提供了新的契机,社会对高等护理人才的需求不断增加。本书以临床诊断学为基础,融合临床护理情况,选择与临床护理岗位工作密切相关的操作,满足临床工作的需要。

4. 以教育信息化为准则。本书采用纸质与数字化无缝结合方式,实现教育信息化。网页端的在线资源包括操作视频、操作思维导图等内容,学生无须下载 APP,只需扫描每个章节中的二维码即可观看,实现做中学、学中做,便于学生课后自主学习。

本书的编写参考了国内外有关资料的一些观点,在此谨向有关作者表示敬意和感谢！在编写过程中，本书还得到了相关人士的大力支持，在此表示衷心的感谢！

本书的全体编者均以认真、负责的态度完成了编写工作，但因编者自身水平有限，本书可能有不妥和疏漏之处，敬请读者提出意见和建议，以便修订再版时改进与完善。

尹海鹰　黄亿元

2024 年 1 月

目 录

第一章　问诊

第一节　问诊流程

学习目标

❖ **知识目标**

①解释问诊的目的、基本原则与技巧;②阐述问诊的主要内容及注意事项等。

☞重点:问诊的内容。

☞难点:问诊的主要内容、问诊技巧。

❖ **能力目标**

①能根据患者的具体情况恰当地运用问诊的方法和技巧进行健康史的采集;②能根据所收集的健康史提出可能的护理诊断/问题。

❖ **素质目标**

培养学生尊重、关心和爱护患者的职业精神,问诊的过程中要善于观察、乐于思考、勇于探索、敢于质疑。

【案例与思考】

患者,男性,70 岁,有糖尿病病史 10 年余,近期自觉视力模糊,由儿子陪同前来医院就诊。

思考:①为了明确诊断,还需要询问患者哪些健康问题? ②在询问过程中,需要采取哪些问诊技巧?

【问诊流程】

问诊流程见图 1-1。

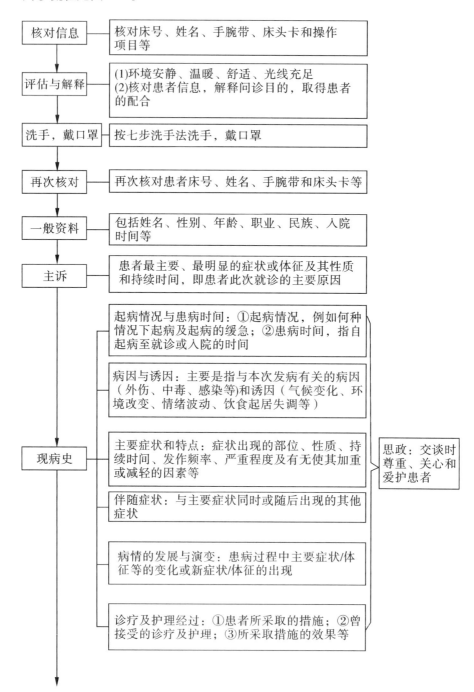

核对信息	核对床号、姓名、手腕带、床头卡和操作项目等
评估与解释	(1)环境安静、温暖、舒适、光线充足 (2)核对患者信息，解释问诊目的，取得患者的配合
洗手，戴口罩	按七步洗手法洗手，戴口罩
再次核对	再次核对患者床号、姓名、手腕带和床头卡等
一般资料	包括姓名、性别、年龄、职业、民族、入院时间等
主诉	患者最主要、最明显的症状或体征及其性质和持续时间，即患者此次就诊的主要原因
现病史	起病情况与患病时间：①起病情况，例如何种情况下起病及起病的缓急；②患病时间，指自起病至就诊或入院的时间
	病因与诱因：主要是指与本次发病有关的病因（外伤、中毒、感染等)和诱因（气候变化、环境改变、情绪波动、饮食起居失调等）
	主要症状和特点：症状出现的部位、性质、持续时间、发作频率、严重程度及有无使其加重或减轻的因素等
	伴随症状：与主要症状同时或随后出现的其他症状
	病情的发展与演变：患病过程中主要症状/体征等的变化或新症状/体征的出现
	诊疗及护理经过：①患者所采取的措施；②曾接受的诊疗及护理；③所采取措施的效果等

思政：交谈时尊重、关心和爱护患者

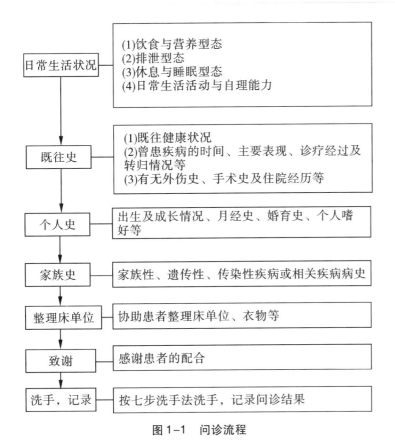

图1-1 问诊流程

同步练习题

(一)单项选择题

A1型题

1. 对发热患者的询问,下列正确的是( )
   A. "您发热前有寒战吗?"　　　　B. "您除了发热还有哪里不舒服吗?"
   C. "您体温上升都在下午吗?"　　D. "您发热时有头痛吗?"
   E. "您发热时有谵妄吗?"

2. 护理资料的主要可靠来源是( )
   A. 患者　　　　　　　　　　　　B. 亲属
   C. 邻居　　　　　　　　　　　　D. 好友
   E. 陪同者

3. 对于危重患者,下列哪项处理是正确的( )
   A. 应该详细问诊后再处理　　　　B. 应该仔细检查后再治疗
   C. 应该重点检查,积极抢救　　　D. 应该做多种化验后再抢救
   E. 病情稳定后不必再问诊

4. 现病史内容不包括(　　　)

    A. 起病时的情况 　　　　　　　　B. 主要症状特点

    C. 伴随症状 　　　　　　　　　　D. 病情发展与演变

    E. 习惯与嗜好

5. 病史的主体部分是(　　　)

    A. 主诉 　　　　　　　　　　　　B. 现病史

    C. 既往史 　　　　　　　　　　　D. 家族史

    E. 个人史

6. 下列关于主诉的描述,错误的是(　　　)

    A. 患者感觉最明显的症状 　　　　B. 患者感觉最明显的体征

    C. 患者本次就诊最主要的原因 　　D. 对患者痛苦的诊断性用语

    E. 患者本次就诊最主要的症状或体征

A2 型题

1. 患者,女性,50 岁,因发热 3 天入院,首先对其采取的评估方法为(　　　)

    A. 测体温 　　　　　　　　　　　B. 交谈

    C. 身体评估 　　　　　　　　　　D. 查阅病例

    E. 查阅辅助检查结果

2. 患者,男性,30 岁,叙述其腹部疼痛 3 h,出现发热、呕吐 30 min,其主诉为(　　　)

    A. 腹痛 3 h,发热、呕吐 30 min 　　B. 腹痛、发热、呕吐

    C. 发热及腹痛、呕吐 　　　　　　D. 发热、呕吐 30 min,腹痛 3 h

    E. 发热、呕吐及腹痛

3. 患者,男性,50 岁,因大量呕血入院,护士应(　　　)

    A. 与患者交谈,了解病情变化

    B. 立即进行相关检查

    C. 积极采取急救措施

    D. 与患者家属交谈了解病情后,再进行身体评估

    E. 在身体评估的基础上,实施相应的治疗措施

4. 患者,男性,63 岁,因喉部肿瘤入院,护士与该患者交谈时应注意(　　　)

    A. 交谈环境 　　　　　　　　　　B. 患者年龄

    C. 患者文化 　　　　　　　　　　D. 患者情绪

    E. 患者是否有言语沟通障碍

A3 型题

(1～3 题共用题干)

患者,男性,32 岁。因咳嗽、咳痰 3 天入院。

1. 护士与该患者交谈时,应从下列哪项开始(　　　)

    A. 主诉 　　　　　　　　　　　　B. 现病史

    C. 既往史 　　　　　　　　　　　D. 生长发育史

    E. 家族史

2.对该患者进行身体评估时,重点评估的部位是(　　)

　　A.一般状况　　　　　　　　B.头颈部

　　C.胸部　　　　　　　　　　D.腹部

　　E.心脏

3.该患者主要选择哪项辅助检查(　　)

　　A.三大常规检查　　　　　　B.痰培养

　　C.血培养　　　　　　　　　D.胸部 X 射线检查

　　E.肝、肾功能检查

(二)简答题

问诊的主要内容包括什么?

(三)病例题

患者,男性,56 岁,有肝硬化病史 5 年。呕鲜红色血液 1 次,量约 500 mL,伴头晕、乏力、心悸,脉搏 105 次/min,呼吸 23 次/min,血压 84/66 mmHg(1 mmHg≈0.133 kPa)。

问题:①目前该患者存在哪些护理问题? ②如何针对呕血症状进行评估?

(四)OSCE 案例

案例摘要:患者,女性,60 岁,有心脏病病史 18 年。近日来体重增加,尿量较少,卧床不起,全身水肿,尤以双下肢为甚,皮肤紧绷发亮,且有渗液。

第一站:请完善该患者病史采集。

第二站:请为该患者进行最主要的体格检查。

第三站:请说出该患者需要做的相关辅助检查。

第四站:请提出 3 个主要的护理诊断/问题。

【学习资源】

问诊思维导图

(李彩新　黄亿元)

第二节　发热问诊

学习目标

❖ **知识目标**

①阐明发热的评估要点;②完成发热的问诊;③归纳发热临床过程及特点、热型与临床意义,以及相关护理诊断。

☞重点:发热的热型及临床意义。

☞难点:发热的病因及发生机制。

❖ **能力目标**

①学会运用所学知识对患者进行病史采集;②通过评估能阐明发热的分度、临床过程及特点、热型与临床意义。

❖ **素质目标**

培养学生进行发热问诊时,注重与患者进行良好的沟通和交谈,学会关爱患者,体现护理人文关怀。

【案例与思考】

患者,女性,25岁,受凉后出现鼻塞、流涕、发热1天,伴全身乏力、口干、咽喉疼痛。查体:面色潮红,皮肤灼热,体温(T)39.5 ℃,脉搏(P)110 次/min,呼吸(R)22 次/min,血压(BP)118/80 mmHg。

思考:①该患者的发热分度是什么? ②如何对患者进行病史采集?

【问诊流程】

发热问诊流程见图1-2。

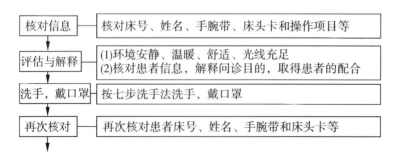

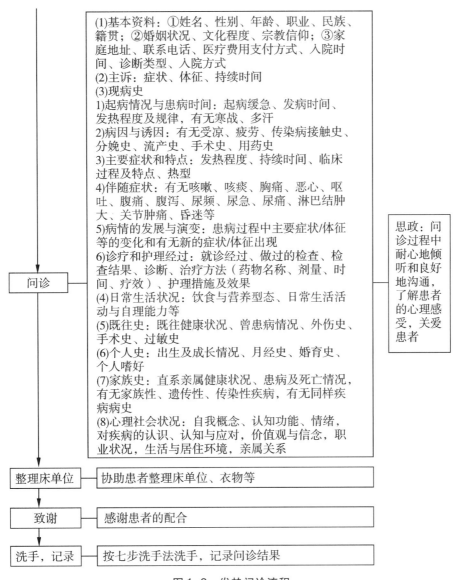

图1-2 发热问诊流程

【考核标准】

发热问诊评分标准见表1-1。

表1-1 发热问诊评分标准

程序	规范项目	得分	评分细则
操作前准备 （10分）	1. 仪表、着装、态度	2	一处不符合要求扣1分
	2. 解释,取得患者的配合	2	一处不符合要求扣1分
	3. 环境整洁、舒适	2	一处不符合要求扣1分
	4. 洗手,戴口罩	4	一处不符合要求扣2分

续表 1-1

程序	规范项目		得分	评分细则
操作过程 (50分)	1.基本资料		3	姓名、性别、年龄、职业、民族、籍贯、婚姻状况、文化程度、宗教信仰、家庭地址、联系电话、医疗费用支付方式、入院时间、诊断、类型、方式(3分)
	2.主诉		5	症状或体征(3分)、持续时间(2分)
	3.现病史	(1)起病情况与患病时间	3	起病缓急、患病时间、发热程度、发热有无规律、有无寒战和多汗(3分)
		(2)病因与诱因	3	有无受凉、疲劳、传染病接触史、手术史、流产史、分娩史、服药史(3分)
		(3)主要症状和特点	5	发热分度、持续时间、临床过程及特点、热型(5分)
		(4)伴随症状	11	有无咳嗽、咳痰、胸痛,有无恶心、呕吐、腹痛、腹泻,有无尿频、尿急、尿痛,有无淋巴结肿大、关节肿痛、昏迷(11分)
		(5)病情的发展与演变	2	患病中主要症状/体征的变化或新症状/体征的出现(2分)
		(6)诊疗和护理经过	3	就诊经过、做过的检查、结果、诊断(1分)、治疗方法(药物名称、剂量、时间、疗效)(1分),护理措施及效果(1分)
	4.日常生活状况		4	饮食与营养型态(1分)、排泄型态(1分)、休息与睡眠型态(1分)、日常生活活动与自理能力(1分)
	5.既往史		4	既往健康状况(1分)、曾患病情况(1分)、外伤史和手术史(1分)、过敏史(1分)
	6.个人史		4	出生及成长情况(1分)、月经史(1分)、婚育史(1分)、个人嗜好(1分)
	7.家族史		3	直系亲属健康状况、患病及死亡情况(1分),有无家族性、遗传性、传染性疾病(1分),有无同样疾病病史(1分)
结果 (10分)	汇报结果		10	按主诉(1分)、现病史〔起病情况与患病时间(1分)、病因与诱因(1分)、主要症状和特点(1分)、伴随症状(1分)、病情的发展与演变(1分)、诊疗和护理经过(1分)〕、日常生活状况(1分)、既往史(1分)、个人史和家族史(1分)进行汇报
回答相关问题 (20分)	略		20	略

续表1-1

程序	规范项目	得分	评分细则
操作后评价 (10分)	1.整理床单位、致谢	2	一处不符合要求扣1分
	2.洗手、记录	2	一处不符合要求扣1分
	3.问诊切题,语言流利	2	一处不符合要求扣1分
	4.语言通俗易懂,态度和蔼,沟通有效	2	未与患者沟通扣2分,态度、语言不符合要求或沟通无效扣1分,不关心、体贴患者扣1分
	5.操作时间:全程不超过7 min	2	时间每超过60 s扣1分
合计		100	

同步练习题

(一)单项选择题

A1型题

1. 正常体温因测量部位不同而异,正常的腋窝温度是(　　)
   A.35.0~36.0 ℃　　B.36.0~37.0 ℃
   C.36.3~37.2 ℃　　D.36.5~37.7 ℃
   E.37.5~38.0 ℃

2. 感染因素引起的发热占50%~60%,感染性发热病因不包括(　　)
   A.病毒感染　　B.细菌感染
   C.真菌感染　　D.寄生虫感染
   E.抗原-抗体反应

3. 以口腔温度为标准,以下描述错误的是(　　)
   A.低热:37.3~38.0 ℃　　B.中等度热:38.1~39.0 ℃
   C.高热:39.1~41.0 ℃　　D.超高热:41 ℃以上
   E.极度高热:42 ℃以上

4. 体温常在39 ℃以上,24 h波动范围超过2 ℃,最低体温仍高于正常水平的热型是(　　)
   A.稽留热　　B.弛张热
   C.间歇热　　D.波状热
   E.回归热

5. 疟疾患者最常出现的热型是(　　)
   A.稽留热　　B.弛张热
   C.间歇热　　D.波状热
   E.不规则热

6. 发热时体温波动无一定规律,常见于结核病、风湿热、支气管肺炎的热型是(　　)
   A.稽留热　　B.弛张热
   C.间歇热　　D.波状热

E. 不规则热

7. 对发热患者的问诊,下列正确的是( )

A. "除了发热您还有哪里不舒服吗?" B. "您发热前有寒战吗?"

C. "您发热时有头痛吗?" D. "您发热都是在下午吗?"

E. "您发热时有惊厥吗?"

8. 发热相关的护理诊断/问题不包括( )

A. 体温过高 B. 体液不足

C. 体液过多 D. 营养失调:低于机体需要量

E. 潜在并发症:惊厥、意识障碍

A2 型题

1. 患者,女性,65 岁,体温 39.8 ℃,颜面潮红,皮肤灼热,呼吸深快,开始出汗。该患者发热的分期是( )

A. 体温上升期 B. 体温骤升期

C. 高热期 D. 体温维持期

E. 体温下降期

2. 患者,男性,48 岁,高热、咳嗽、咳痰 1 周,体温持续在 39～40 ℃,24 h 波动不超过 1 ℃。该患者的热型是( )

A. 稽留热 B. 弛张热

C. 间歇热 D. 波状热

E. 回归热

3. 患者,男性,20 岁,5 天来体温高低不一,24 h 内体温波动超过 2 ℃,但最低体温仍高于正常水平,热型为弛张热,常见于( )

A. 肺炎 B. 败血症

C. 伤寒 D. 疟疾

E. 肺结核

4. 患者,男性,50 岁,烈日下劳作 2 h,出现头晕、头痛、口渴、多汗、四肢湿冷,被诊断为"中暑"。该患者发热的原因是( )

A. 无菌性坏死物质吸收 B. 抗原-抗体反应

C. 内分泌与代谢疾病 D. 皮肤散热障碍

E. 体温调节中枢功能失常

5. 患者,女性,42 岁,发热、头晕、乏力、鼻塞、流清水样鼻涕 1 天。查体:皮肤苍白,无汗,畏寒、寒战。该患者发热的分期是( )

A. 体温上升期 B. 高热期

C. 体温下降期 D. 体温平稳期

E. 体温波动期

A3 型题

(1～3 题共用题干)

患者,女性,75 岁,因"发热、咳嗽、咳痰 3 天"入院。体温持续在 39 ℃以上,24 h 波动范围不超过 1 ℃。

1. 该患者的热型属于(　　)

　　A. 稽留热　　　　　　　　　B. 弛张热

　　C. 间歇热　　　　　　　　　D. 波状热

　　E. 回归热

2. 该患者有可能的诊断是(　　)

　　A. 败血症　　　　　　　　　B. 肺结核

　　C. 疟疾　　　　　　　　　　D. 大叶性肺炎

　　E. 支气管肺炎

3. 该患者首优的护理诊断/问题是(　　)

　　A. 清理呼吸道无效　　　　　B. 营养失调:低于机体需要量

　　C. 活动无耐力　　　　　　　D. 体液不足

　　E. 体温过高

(4~6 题共用题干)

患者,男性,68 岁,发热、头痛、咽喉疼痛、全身乏力、寒战 2 天,体温维持在 37.6~39.5 ℃,每日体温波动范围超过 2 ℃,被确诊为"细菌性肺炎"。

4. 导致该患者发热的病因是(　　)

　　A. 抗原-抗体反应　　　　　B. 皮肤散热障碍

　　C. 体温调节中枢功能失常　　D. 感染性发热

　　E. 非感染性发热

5. 该患者的热型属于(　　)

　　A. 稽留热　　　　　　　　　B. 弛张热

　　C. 波状热　　　　　　　　　D. 回归热

　　E. 不规则热

6. 给予药物降温后患者体温下降,大汗淋漓,首优的护理诊断/问题是(　　)

　　A. 体温过高　　　　　　　　B. 营养失调:低于机体需要量

　　C. 活动无耐力　　　　　　　D. 体液不足

　　E. 潜在并发症:惊厥、意识障碍

(二)简答题

1. 简述发热的临床过程及特点。
2. 简述发热的评估要点。
3. 简述高热患者的临床症状。

(三)病例题

患者,男性,64 岁,1 周前受凉后出现持续发热、寒战、咳嗽、咳黄色黏稠痰,伴头晕、头痛、食欲减退。查体:T 39.6 ℃,P 116 次/min,R 23 次/min,BP 138/88 mmHg;意识清楚,面色潮红,皮肤灼热。入院后体温持续在 39 ℃以上,24 h 波动范围不超过 1 ℃。

问题:①该患者出现的热型及临床意义是什么? ②该患者 4 个主要的护理诊断/问

题是什么?

（四）OSCE 案例

案例摘要:患者,女性,26 岁,因受凉后出现头痛、全身乏力、发热、咳嗽、咳痰 1 天入院。查体:T 38.6 ℃,P 102 次/min,R 21 次/min,BP 110/76 mmHg。

第一站:请完善该患者病史采集。

第二站:请为该患者进行一项最重要的体格检查。

第三站:请说出该患者进一步需要做的辅助检查。

第四站:请提出 3 个主要的护理诊断/问题。

【学习资源】

发热问诊
思维导图

（龙　华　许凤雯）

第三节　腹痛问诊

学习目标

❖ **知识目标**

①阐明腹痛的评估要点及腹痛相关护理诊断;②说出腹痛常见病因;③理解腹痛的发病机制。

☞重点:腹痛部位评估。

☞难点:腹痛的诱发因素及缓解方式。

❖ **能力目标**

①学会运用所学知识对患者进行病史采集;②学会根据腹痛的症状评估提出护理诊断。

❖ **素质目标**

培养学生为患者进行腹痛问诊时,注重与患者进行良好的沟通和交流,学会关爱患者,体现护理人文关怀。

【案例与思考】

患者,男性,31岁,4 h前饮酒后突然出现上腹部疼痛,伴出冷汗、心悸、恶心、呕吐。既往有反复发作中上腹疼痛。

思考:①该患者疼痛的特点是什么? ②如何对该患者进行疼痛评估?

【问诊流程】

腹痛问诊流程见图1-3。

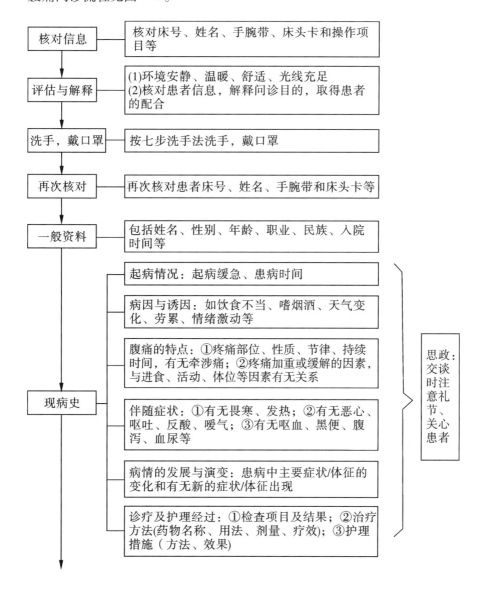

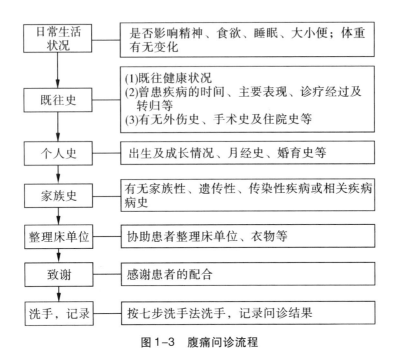

图 1-3 腹痛问诊流程

【考核标准】

腹痛问诊评分标准见表 1-2。

表 1-2 腹痛问诊评分标准

程序	规范项目	得分	评分细则
操作前准备 （10分）	1.仪表、着装、态度	2	一处不符合要求扣1分
	2.解释,取得患者的配合	2	一处不符合要求扣1分
	3.环境整洁、舒适	2	一处不符合要求扣1分
	4.洗手,戴口罩	4	一处不符合要求扣2分

续表1-2

程序	规范项目		得分	评分细则
操作过程 (54分)	1. 基本资料		3	姓名、性别、年龄、职业、民族、籍贯、婚姻状况、文化程度、宗教信仰、家庭地址、联系电话、医疗费用支付方式、入院时间、诊断、类型、方式(3分)
	2. 主诉		5	症状或体征(3分)、持续时间(2分)
	3. 现病史	起病情况与患病时间	3	起病缓急和患病时间(3分)
		病因与诱因	3	有无与疼痛有关的疾病史、外伤史或手术史、传染病患者接触史等(3分)
		疼痛的特点	10	疼痛部位(2分),有无牵涉性、放射性或转移性疼痛(1分),疼痛的性质(2分)、持续时间(2分)、发作情况(1分)、程度(1分),以及有无疼痛加重或缓解的因素(1分)
		伴随症状	10	有无发热(1分)、寒战(1分)、恶心(1分)、呕吐(1分)、反酸(1分)、嗳气(1分)、呕血(1分)、黑便(1分)、腹泻(1分)及血尿(1分)等症状
		病情的发展与演变	2	患病中主要症状/体征的变化或新症状/体征的出现(2分)
		诊疗和护理经过	3	已接受的诊断性检查项目及结果(1分),已采取的治疗或护理措施(1分),包括有无使用镇痛药物,药物名称、剂量、给药途径及效果(1分)
	4. 日常生活状况		4	饮食与营养型态(1分)、排泄型态(1分)、休息与睡眠型态(1分)、日常生活活动与自理能力(1分)
	5. 既往史		4	既往健康状况(1分)、曾患病情况(1分)、外伤和手术史(1分)、过敏史(1分)
	6. 个人史		4	出生及成长情况(1分)、月经史(1分)、婚育史(1分)、个人嗜好(1分)
	7. 家族史		3	直系亲属健康状况(1分),有无家族性、遗传性、传染性疾病(1分),有无相关疾病病史(1分)
结果 (10分)	汇报结果		10	按主诉(1分)、现病史[起病情况与患病时间(1分)、病因与诱因(1分)、主要症状和特点(1分)、伴随症状(1分)、疾病的发展与演变(1分)、诊疗和护理经过(1分)]、日常生活状况(1分)、既往史(1分)、个人史和家族史(1分)进行汇报
回答相关问题 (16分)	略		16	略

续表1-2

程序	规范项目	得分	评分细则
操作后评价 （10分）	1. 整理床单位、致谢	2	一处不符合要求扣1分
	2. 洗手、记录	2	一处不符合要求扣1分
	3. 全过程稳、准、轻、快,操作规范	2	一处不符合要求扣1分
	4. 语言通俗易懂,态度和蔼,沟通有效	2	未与患者沟通扣2分,态度、语言不符合要求或沟通无效扣1分,不关心、体贴患者扣1分
	5. 操作时间:全程不超过7 min	2	时间每超过60 s扣1分
合计		100	

同步练习题

（一）单项选择题

A1 型题

1. 腹痛位于右上腹部,并向右肩部放射,提示（　　　）
   A. 肠炎　　　　　　　　　　　　B. 阿米巴痢疾
   C. 胃炎　　　　　　　　　　　　D. 胆囊炎
   E. 胰腺炎

2. 反复发作的上腹部疼痛,进食后明显,服碱性药物可缓解,提示（　　　）
   A. 胃溃疡　　　　　　　　　　　B. 十二指肠溃疡
   C. 食管炎　　　　　　　　　　　D. 胰腺炎
   E. 胆囊炎

3. 女性患者停经后突发剧烈腹痛,应首先考虑（　　　）
   A. 急性肾盂肾炎　　　　　　　　B. 肝破裂
   C. 脾破裂　　　　　　　　　　　D. 异位妊娠破裂
   E. 急性膀胱炎

4. 典型的阑尾炎疼痛特点为（　　　）
   A. 上腹痛　　　　　　　　　　　B. 转移性右下腹痛
   C. 左下腹痛　　　　　　　　　　D. 右下腹痛
   E. 下腹痛

5. 反复发作的上腹部空腹痛或夜间痛,进食或服碱性药物可缓解,最可能的诊断是（　　　）
   A. 胆囊炎　　　　　　　　　　　B. 十二指肠溃疡
   C. 胃溃疡　　　　　　　　　　　D. 胰腺炎
   E. 肝炎

6. 头痛伴喷射性呕吐见于(　　　　)

    A. 肠炎   B. 脑膜炎

    C. 神经症   D. 颅内压升高

    E. 青光眼

7. 出现持续性压榨性疼痛或窒息性胸部疼痛,最可能的诊断是(　　　　)

    A. 食管炎   B. 急性心肌梗死

    C. 心包积液   D. 肋间神经痛

    E. 胃癌

8. 突发剑突下钻顶样腹痛,最可能的诊断是(　　　　)

    A. 胆道蛔虫病   B. 胆石症

    C. 急性胰腺炎   D. 病毒性肝炎

    E. 急性心肌梗死

9. 心前区疼痛可向左肩放射持续半小时,休息后不缓解,最可能的诊断是(　　　　)

    A. 食管炎   B. 心绞痛

    C. 胸膜炎   D. 心肌梗死

    E. 肺栓塞

10. 下列疾病可出现麦氏点压痛的是(　　　　)

    A. 急性胆囊炎   B. 急性阑尾炎

    C. 急性胰腺炎   D. 急性胃炎

    E. 急性肠炎

11. 关于腹痛,下列描述错误的是(　　　　)

    A. 胆囊炎发作前常有进食油腻食物史

    B. 腹痛伴畏寒、发热提示存在炎症

    C. 肝区疼痛多位于右上腹或中上腹

    D. 肾绞痛多位于腰部或上腹部,呈突发性钝痛或隐痛

    E. 小肠病变所致的慢性疼痛常在排便后减轻

12. 下列疾病引起的腹痛可伴有里急后重的是(　　　　)

    A. 肠结核   B. 结肠癌

    C. 伤寒   D. 副伤寒

    E. 急性细菌性痢疾

13. 呕吐物带酸臭味的宿食,多见于(　　　　)

    A. 幽门梗阻   B. 十二指肠淤积症

    C. 小肠梗阻   D. 早孕反应

    E. 消化道出血

14. 呕吐伴眩晕、眼球震颤,可见于(　　　　)

    A. 脑震荡   B. 脑出血

    C. 脑梗死   D. 前庭器官疾病

    E. 眼病

15. 恶心与呕吐的主要区别为是否有（　　）

    A. 胃肠蠕动   B. 呕吐欲

    C. 上腹不适   D. 干呕

    E. 胃肠内容物经上消化道排出

16. 粪便隐血试验阳性,说明上消化道出血量（　　）

    A. 大于 1 mL   B. 大于 5 mL

    C. 大于 20 mL   D. 大于 50 mL

    E. 大于 100 mL

17. 颅内高压呕吐的特点是（　　）

    A. 呕吐前多有恶心   B. 呕吐剧烈,呈喷射状

    C. 呕吐后有轻松感   D. 呕吐量不多

    E. 呕吐呈溢出性

18. 呕吐伴上腹痛、发热、黄疸,常见于（　　）

    A. 急性胃炎   B. 急性胆囊炎

    C. 急性胰腺炎   D. 急性肠炎

    E. 急性支气管炎

19. 呕血伴周期性、节律性上腹部疼痛多见于（　　）

    A. 消化性溃疡   B. 食管-胃底静脉曲张破裂

    C. 胃癌   D. 急性胃黏膜病变

    E. 慢性胃炎

20. 柏油样便常见于（　　）

    A. 急性细菌性痢疾   B. 上消化道出血

    C. 急性出血坏死性肠炎   D. 阿米巴痢疾

    E. 梗阻性黄疸

21. 关于呕血、黑便,下列表述错误的是（　　）

    A. 呕血者多伴黑便   B. 黑便者多伴呕血

    C. 幽门以下部位出血多以黑便为主 D. 幽门以上部位出血以呕血为主

    E. 呕血者也可呈黑便

22. 关于呕血,下列表述错误的是（　　）

    A. 为十二指肠悬韧带以上的消化道出血

    B. 出血方式为呕出

    C. 血中混有胃内容物

    D. pH>7.0

    E. 出血前可有上腹部不适,如恶心、呕吐等

23. 可导致便血伴里急后重的是（　　）

    A. 痢疾   B. 重型肝炎

    C. 白血病   D. 胆道出血

    E. 肠套叠

24. 果酱样便可见于( )
    A. 细菌性痢疾　　　　　　　　B. 阿米巴痢疾
    C. 肛裂　　　　　　　　　　　D. 直肠癌
    E. 痔疮

25. 便血,血色鲜红,不与粪便混合,仅黏附于粪便表面,提示( )
    A. 肛门或肛管疾病出血　　　　B. 十二指肠出血
    C. 小肠出血　　　　　　　　　D. 食管出血
    E. 牙龈出血

26. 下列异常提示上消化道有活动性出血,除外( )
    A. 肠鸣音亢进　　　　　　　　B. 脉压减小
    C. 口渴及冒冷汗　　　　　　　D. 尿量>30 mL/h
    E. 网织红细胞持续增高

27. 腹泻可伴重度脱水的是( )
    A. 溃疡性结肠炎　　　　　　　B. 吸收不良综合征
    C. 霍乱　　　　　　　　　　　D. 肠结核
    E. 胃肠道恶性肿瘤

28. 慢性腹泻是指腹泻病程超过( )
    A. 2 周　　　　　　　　　　　B. 3 周
    C. 4 周　　　　　　　　　　　D. 2 个月
    E. 3 个月

29. 全身黄疸,粪便呈白陶土色,可见于( )
    A. 胰头癌　　　　　　　　　　B. 溶血性贫血
    C. 钩端螺旋体病　　　　　　　D. 肝硬化
    E. 肝炎

30. 肝细胞性黄疸常见于( )
    A. 毛细胆管型病毒性肝炎　　　B. 中毒性肝炎
    C. 胆道蛔虫病　　　　　　　　D. 胆管结石
    E. 新生儿溶血

31. 黄疸伴寒战、高热,常见于( )
    A. 急性胆囊炎　　　　　　　　B. 病毒性肝炎
    C. 肝脓肿　　　　　　　　　　D. 肝硬化
    E. 胰头癌

32. 有助于鉴别肝细胞性黄疸和胆汁淤积性黄疸的是( )
    A. 尿胆原定性和定量检查　　　B. 有无血红蛋白尿
    C. 血中结合胆红素增高　　　　D. 皮肤黏膜颜色
    E. 尿胆红素阳性

33. 下列关于无尿、尿频、尿急和尿痛的描述,错误的是( )
    A. 尿频是指排尿次数增多

B.24 h 尿量少于 100 mL 或 12 h 完全无尿称为无尿

C.尿急是指患者突然有强烈尿意,不能控制,需立即排尿

D.尿痛是指患者排尿时膀胱区及尿道疼痛

E.尿少、尿急与尿痛合称膀胱刺激征

34.少尿是指成人 24 h 尿量少于(　　　)

    A.400 mL　　　　　　　　　　　B.500 mL

    C.800 mL　　　　　　　　　　　D.1000 mL

    E.1500 mL

35.嗜睡与昏迷的主要鉴别点是(　　　)

    A.是否可被唤醒　　　　　　　　B.对疼痛的反应性是否存在

    C.反射是否存在　　　　　　　　D.是否为持续睡眠状态

    E.意识是否模糊

36.全程血尿常见于(　　　)

    A.膀胱疾病　　　　　　　　　　B.尿道疾病

    C.三角区病变　　　　　　　　　D.肾脏病

    E.输尿管疾病

37.40 岁以上的患者全程无痛性血尿,常见于(　　　)

    A.膀胱炎　　　　　　　　　　　B.膀胱癌

    C.前列腺增生　　　　　　　　　D.肾脏病

    E.输尿管疾病

38.急性意识障碍伴瞳孔缩小见于(　　　)

    A.有机磷农药中毒　　　　　　　B.酒精中毒

    C.氰化物中毒　　　　　　　　　D.脑梗死

    E.脑出血

39.下列不属于疼痛性质的是(　　　)

    A.胀痛　　　　　　　　　　　　B.牵涉痛

    C.灼烧痛　　　　　　　　　　　D.刀割样痛

    E.绞痛

A2 型题

1.患者,女性,37 岁,因"腹痛 2 h"入院。查体:脐与右髂前上棘连线的中、外 1/3 交界处有压痛、反跳痛。该患者可能的诊断是(　　　)

    A.急性阑尾炎　　　　　　　　　B.消化道穿孔

    C.右侧输尿管结石　　　　　　　D.胆石症

    E.子宫肌瘤

2.患者,男性,35 岁,上腹部规律性疼痛 2 年,多于秋季出现。1 周以来饭后上腹部饱胀不适,呕吐大量酸臭宿食,呕吐后腹胀及腹痛明显减轻,腹部查体可见胃型及蠕动波。该患者可能的诊断是(　　　)

    A.急性胰腺炎　　　　　　　　　B.肠梗阻

C.急性胃炎　　　　　　　　　　D.幽门梗阻

E.急性胆囊炎

3. 患者,男性,75 岁,平时常感腹痛,腹痛时排血便或脓血便,便后腹痛减轻。该患者可能的诊断是(　　)

A.上消化道出血　　　　　　　　B.细菌性痢疾

C.胃癌　　　　　　　　　　　　D.流行性出血热

E.肠梗阻

4. 患者,男性,36 岁,暴饮暴食后突发左上腹痛,呈持续性阵发性加重,可向左腰背部放射。该患者可能的诊断是(　　)

A.急性阑尾炎　　　　　　　　　B.急性胆囊炎

C.急性胰腺炎　　　　　　　　　D.急性胃炎

E.胃癌

5. 患者,男性,49 岁,既往患肝硬化 5 年,夜间突然出现呕血,伴神志恍惚、心悸、四肢厥冷、无尿,P 126 次/min,BP 80/46 mmHg,血红蛋白 80 g/L。判断其出血量为(　　)

A.300 mL　　　　　　　　　　　B.500 mL

C.800 mL　　　　　　　　　　　D.700 mL

E.1000 mL 以上

6. 患者,女性,69 岁,输血后出现发热、头痛、腰痛,排出酱油色尿液,皮肤黄染,提示(　　)

A.生理性黄疸　　　　　　　　　B.溶血性黄疸

C.胆汁淤积性黄疸　　　　　　　D.肝细胞性黄疸

E.输血过敏

7. 患者,男性,45 岁,既往有肝硬化病史。护士观察病情时发现该患者处于熟睡,不易唤醒,唤醒后很快又入睡,答非所问。该患者的意识状态为(　　)

A.嗜睡　　　　　　　　　　　　B.昏睡

C.轻昏迷　　　　　　　　　　　D.中度昏迷

E.深昏迷

8. 患者,男性,58 岁,流行性感冒高热期,其意识障碍以精神运动性兴奋为主,定向力消失,言语增多,思维断续,其意识状态为(　　)

A.谵妄　　　　　　　　　　　　B.昏睡

C.意识模糊　　　　　　　　　　D.嗜睡

E.昏迷

9. 患者,女性,45 岁,排便疼痛伴鲜红色血便 3 天,应警惕(　　)

A.胃出血　　　　　　　　　　　B.直肠出血

C.空肠出血　　　　　　　　　　D.食管出血

E.十二指肠出血

10. 患者,女性,27岁,已婚,近日来停经伴晨吐明显,应考虑为(   )
    A. 盆腔炎   B. 早孕
    C. 慢性肝炎   D. 肾结石
    E. 颅内压增高

11. 患者,男性,68岁,3个月前出现巩膜黄染,呈进行性加深,皮肤瘙痒,消瘦明显,常见于(   )
    A. 溶血性黄疸   B. 肝硬化
    C. 胰头癌   D. 胆道蛔虫病
    E. 胆道结石

12. 患者,男性,56岁,胸部发现成簇水疱沿一肋间分布,并有剧烈烧灼样胸痛,提示(   )
    A. 胸膜炎   B. 冠心病
    C. 带状疱疹   D. 水痘
    E. 肋间神经炎

13. 患者,女性,78岁,进食5 h后呕吐大量带粪臭味的内容物,提示(   )
    A. 肠梗阻   B. 幽门梗阻
    C. 胰腺炎   D. 上消化道出血
    E. 急性胃肠炎

14. 患者,女性,20岁,昏迷,呼出的气体呈大蒜味,瞳孔直径约1.0 mm,应首先考虑(   )
    A. 低血糖昏迷   B. 糖尿病酮症酸中毒
    C. 有机磷农药中毒   D. 吗啡中毒
    E. 可卡因中毒

15. 患者,男性,26岁,近日来经常腹泻、腹痛,粪便为果酱样伴臭腥味。该患者可能的诊断是(   )
    A. 阿米巴痢疾   B. 细菌性痢疾
    C. 急性胃肠炎   D. 上消化道出血
    E. 阑尾炎

16. 患者,男性,42岁,3天前因受凉出现食欲减退、全身乏力。今日发现皮肤巩膜黄染,小便颜色加深,腹泻3次,呈稀水便;既往有乙型病毒性肝炎病史10年。该患者可能的诊断是(   )
    A. 肝细胞性黄疸   B. 胆汁淤积性黄疸
    C. 溶血性黄疸   D. 药物性黄疸
    E. 梗阻性黄疸

A3 型题

(1~3题共用题干)

患者,男性,35岁,反复上腹部隐痛5年,1 h前突然出现剧烈腹痛,触诊腹肌紧张呈板状,有压痛和反跳痛。

1. 该患者突然出现剧烈腹痛最可能的原因是(   )

    A. 急性胆囊炎   B. 胃或十二指肠穿孔

    C. 脾破裂   D. 急性胰腺炎

    E. 肾破裂

2. 腹部叩诊时该患者肝浊音界(   )

    A. 上移   B. 下移

    C. 缩小或消失   D. 扩大

    E. 无明显变化

3. 咳嗽、呼吸、改变体位均可使疼痛加剧,该患者被迫采取的体位是(   )

    A. 侧卧位   B. 仰卧位,双下肢屈曲

    C. 仰卧位,两下肢伸直   D. 俯卧位

    E. 半卧位

(4~6题共用题干)

患者,男性,40岁,因车祸致剧烈头痛、频繁呕吐、一过性意识障碍,急诊入院。查体:T 36.0 ℃,P 60 次/min,R 10 次/min,BP 150/100 mmHg,脑膜刺激征(+),患者处于持续睡眠状态,可唤醒,醒后能正确回答提问,但反应迟钝。

4. 该患者的意识状态为(   )

    A. 嗜睡   B. 昏睡

    C. 浅昏迷   D. 中度昏迷

    E. 深昏迷

5. 该患者目前首优的护理诊断/问题是(   )

    A. 清理呼吸道无效   B. 急性意识障碍

    C. 疼痛   D. 有感染的危险

    E. 焦虑

6. 为进一步判断出血部位,首选的辅助检查是(   )

    A. CT   B. X射线

    C. 脑脊液检查   D. MRI

    E. 血常规

(二)简答题

1. 简述急性腹痛和慢性腹痛的临床特点。
2. 简述腹痛的评估要点。
3. 简述咯血与呕血的区别。
4. 简述昏迷的程度与临床特点。

(三)病例题

患者,男性,40岁,因"反复腹痛1年,再发加重4 h"入院。患者自述1年来反复出现中上腹胀痛,以饥饿痛或夜间痛为主,伴反酸、嗳气,进食或服用抗酸药物后缓解。4 h前饮酒后突然出现上腹部剧烈刀割样疼痛,伴出冷汗、心悸、恶心、呕吐。

问题:①该患者最可能的医疗诊断是什么? ②该患者 3 个主要的护理诊断/问题是什么?

(四) OSCE 案例

案例摘要:患者,男性,26 岁,因不洁饮食后出现腹痛、腹泻、发热、呕吐 10 h 入院。查体:T 38.2 ℃,P 98 次/min,R 20 次/min,BP 110/76 mmHg。辅助检查:白细胞计数 24.6×10^9/L,中性粒细胞百分比 86%,淋巴细胞百分比 8%。初步诊断为"急性阑尾炎"。

第一站:请完善该患者病史采集。

第二站:请为该患者进行一项最重要的体格检查。

第三站:请说出该患者进一步需要做的辅助检查。

第四站:请提出 3 个主要的护理诊断/问题。

【学习资源】

健康史的采集　　　腹痛问诊
思维导图

(许凤雯　龙　华)

第二章　体格检查

第一节　生命体征测量

❖ **知识目标**

①掌握生命体征(体温、脉搏、呼吸、血压)测量方法及注意事项;②说出成人生命体征的正常值;③阐明呼吸微弱患者呼吸的测量方法。

☞重点:①生命体征测量的操作流程、注意事项;②生命体征测量的部位、方法、正常值。

☞难点:①生命体征测量的操作要点(尤其是血压测量的操作手法);②生命体征测量的注意事项。

❖ **能力目标**

①能正确完成生命体征的测量;②通过测量能判断患者生命体征是否正常。

❖ **素质目标**

①培养学生为患者进行生命体征测量时,能与患者有效沟通,关心、爱护患者,体现护理人文关怀;②培养学生团队协作精神;③培养学生保护患者的隐私,树立高质量的护理服务理念。

【案例与思考】

患者,女性,58岁,因"咳嗽、咳痰、发热2天"入院。既往有高血压病史3年余。

思考:假如你是入院接诊护士,应该为患者做哪些体格检查?

【操作流程】

生命体征测量操作流程见图2-1。

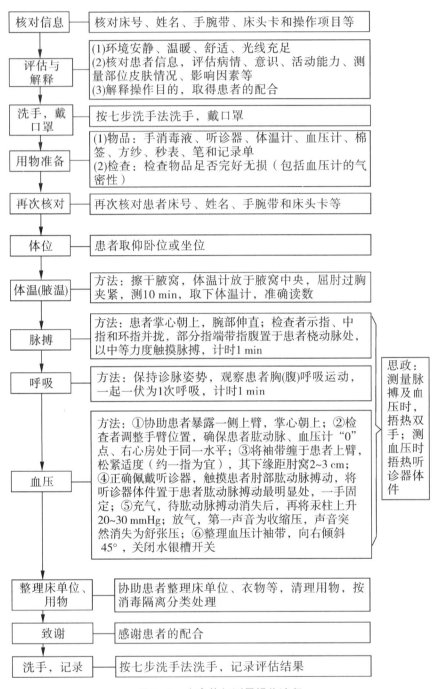

图2-1 生命体征测量操作流程

【考核标准】

生命体征测量评分标准见表2-1。

表2-1 生命体征测量评分标准

程序	规范项目	得分	评分细则
操作前准备 （12分）	1.仪表、着装、态度	2	一处不符合要求扣1分
	2.解释，取得患者的配合	2	一处不符合要求扣1分
	3.环境整洁、舒适	2	一处不符合要求扣1分
	4.洗手，戴口罩	2	一处不符合要求扣1分
	5.用物准备与检查	4	少一件或一件不符合要求扣1分，未检查物品完好性扣1分，未检查血压计气密性扣2分
操作过程 （56分）	1.评估	5	患者有无安静休息15～30 min（1分），有无进食、抽烟、运动、接触过冷过热等物体（2分），腋下是否出汗（1分），手臂皮肤是否完好等（1分）
	2.体位	2	患者取仰卧位或坐位（2分）
	3.体温测量（腋测法）	4	将体温计置于患者腋窝中央，患者屈肘过胸夹紧体温计（3分），测量10 min（1分）
		2	取下体温计，准确读数（2分）
	4.脉搏测量	1	患者掌心朝上，腕部伸展（1分）
		6	检查者示指、中指和环指并拢，部分指端带指腹置于患者桡动脉处（3分），以中等力度触摸脉搏（2分），计时1 min（1分）
	5.呼吸测量	6	保持诊脉姿势（2分），观察患者胸（腹）呼吸运动，一起一伏为1次呼吸（3分），计时1 min（1分）
	6.血压测量	4	协助患者暴露一侧上臂（1分），调整其手臂位置，确保患者肱动脉、血压计"0"点、右心房（坐位第4肋间，平卧位腋中线）处于同一水平（3分）
		3	打开血压计水银槽开关（3分）
		5	将袖带缠于患者上臂，松紧适度（约能伸进一指为宜）（2分），其下缘距肘窝2～3 cm（3分）
		4	正确佩戴听诊器，触摸患者肘部肱动脉搏动（2分）；将听诊器体件置于患者肱动脉搏动最明显处，一手固定（2分）
		4	向袖带内充气（2分），待肱动脉搏动消失后，再将汞柱上升20～30 mmHg（2分）
		5	缓慢放气，使汞柱缓慢下降，4 mmHg/s（3分）；双眼平视汞柱所指刻度，注意肱动脉搏动音的变化（2分）
		2	测到异常血压时应重测，取两次检查值的平均值为血压值（2分）
		3	整理好血压计袖带（1分），向右倾斜45°，关闭水银槽开关（2分）

续表2-1

程序	规范项目	得分	评分细则
结果 (10分)	汇报结果	10	体温:是否正常(2分) 脉搏:包括脉搏的速率(次/min)、节律、强弱及血管弹性等情况(4分) 呼吸:频率(次/min)、节律等(2分) 血压:是否正常(2分)
回答相关问题 (12分)	略	12	略
操作后评价 (10分)	1. 整理床单位、致谢	2	一处不符合要求扣1分
	2. 洗手、记录	2	一处不符合要求扣1分
	3. 全过程稳、准、轻、快,操作规范	2	一处不符合要求扣1分
	4. 语言通俗易懂,态度和蔼,沟通有效	2	未与患者沟通扣2分,态度、语言不符合要求或沟通无效扣1分,不关心、体贴患者扣1分
	5. 操作时间:全程不超过7 min	2	时间每超过60 s扣1分
合计		100	

同步练习题

（一）单项选择题

A1型题

1. 正常的腋窝温度为（　　　）
   A. 36.3～37.2 ℃　　　　　　　　　B. 36.5～37.7 ℃
   C. 36.0～37.0 ℃　　　　　　　　　D. 36.5～37.0 ℃
   E. 36.0～37.5 ℃

2. 以口腔温度为例,划分为低热的范围是（　　　）
   A. 37.5～38.5 ℃　　　　　　　　　B. 37.3～38.0 ℃
   C. 37.0～38.0 ℃　　　　　　　　　D. 38.0～38.5 ℃
   E. 38.1～39.0 ℃

3. 正常成人在安静状态下的呼吸频率为（　　　）
   A. 12～16 次/min　　　　　　　　　B. 12～18 次/min
   C. 12～20 次/min　　　　　　　　　D. 16～20 次/min
   E. 16～24 次/min

4. 下列关于潮式呼吸的描述,正确的是（　　　）
   A. 由浅慢逐渐变为深快,然后再由深快转为浅慢,再经一段时间呼吸暂停(5～20 s),又开始重复以上的周期变化,其形态如潮水起伏
   B. 出现潮式呼吸的患者有明显的吸气"三凹征"(胸骨上窝、锁骨上窝、肋间隙凹陷)
   C. 有规律地呼吸几次后,突然停止呼吸,间隔一个短时间后又开始呼吸,如此反复交替

D. 常在临终前发生

E. 潮式呼吸又称比奥呼吸

5. 正常成人在安静状态下的脉率为(　　　)

    A. 50 ~ 100 次/min　　　　　　　　B. 60 ~ 100 次/min

    C. 70 ~ 110 次/min　　　　　　　　D. 50 ~ 110 次/min

    E. 60 ~ 120 次/min

6. 一般体温每升高 1 ℃,成人脉率约增加(　　　)

    A. 10 次/min　　　　　　　　　　　B. 8 次/min

    C. 12 次/min　　　　　　　　　　　D. 15 次/min

    E. 18 次/min

7. 测量脉搏时还应评估哪些内容(　　　)

    A. 脉率、脉律、脉搏的强弱　　　　　B. 脉率、脉搏的强弱、动脉壁的情况

    C. 脉率、脉律、动脉壁的情况　　　　D. 脉律、脉搏的强弱、动脉壁的情况

    E. 脉率、脉律、脉搏的强弱、动脉壁的情况

8. 下面关于脉搏短绌的描述,错误的是(　　　)

    A. 在同一时间内脉率少于心率

    B. 心率完全不规则、心率快慢不一、心音强弱不等

    C. 常见于心房颤动的患者

    D. 绌脉越多,心律失常越严重,病情好转,绌脉可消失

    E. 若发现患者脉搏短绌,应由 2 名护士同时测量,一人听心率,一人测脉率,由测
       脉率者发出"起"或"停"的指令

9. 下列关于测血压时绑袖带的说法,正确的是(　　　)

    A. 绑前不用驱尽袖带内空气　　　　　B. 袖带下缘距肘窝 2 ~ 3 cm

    C. 袖带下缘距肘窝 4 cm　　　　　　D. 绑袖带松紧度以能插入两根手指为宜

    E. 袖带绑得太松,测得的血压偏低

10. 测量血压时,听诊器放置的位置为(　　　)

    A. 袖带内　　　　　　　　　　　　B. 肱动脉上

    C. 体表动脉上　　　　　　　　　　D. 袖带边缘

    E. 袖带气囊下

11. 发生脉搏短绌常提示(　　　)

    A. 窦性心律失常　　　　　　　　　B. 心房颤动(简称房颤)

    C. 心肌梗死　　　　　　　　　　　D. 心源性休克

    E. 肺心病

12. 脉压减小常见于(　　　)

    A. 主动脉瓣狭窄　　　　　　　　　B. 心力衰竭

    C. 甲状腺功能亢进症(简称甲亢)　　D. 低血压

    E. 心包积液

13. 下列血压测量值,属于 2 级高血压的是(　　　)

  A. 120/70 mmHg   B. 140/80 mmHg

  C. 168/90 mmHg   D. 180/110 mmHg

  E. 190/120 mmHg

14. 房颤患者可出现脉搏短绌的现象,其最主要的原因是( )

  A. 心律失常   B. 心肌收缩无力

  C. 心室过度充盈   D. 心搏出量不等

  E. 瓣膜狭窄

15. 交替脉的特点是( )

  A. 吸气时脉搏显著减弱或消失 B. 脉搏节律规整,但强弱交替

  C. 脉搏骤起骤落,急促有力   D. 脉搏洪大有力

  E. 脉搏减弱振幅小

A2 型题

1. 患者,女性,42 岁,因"怕热、多汗、脾气暴躁 3 月余"入院。查体:T 36.5 ℃,P 118 次/min,R 22 次/min,BP 128/70 mmHg。最可能触到该患者的异常脉搏是( )

  A. 水冲脉   B. 奇脉

  C. 交替脉   D. 细脉

  E. 数脉

2. 患者,男性,68 岁,因"头晕、头痛 7 天"入院。查体:T 36.7 ℃,P 72 次/min,R 18 次/min,BP 182/96 mmHg。此时患者的血压分级为( )

  A. 单纯收缩期高血压   B. 高血压

  C. 1 级高血压   D. 2 级高血压

  E. 3 级高血压

3. 患者,男性,57 岁,以"糖尿病酮症酸中毒"收入院。该患者最可能出现的呼吸类型是( )

  A. 浅快呼吸   B. 潮式呼吸

  C. 间断呼吸   D. 深度呼吸

  E. 呼吸过速

4. 患者,男性,60 岁,因"心悸、呼吸困难和乏力 1 年,加重 3 天"入院。查体:T 36.0 ℃,P 110 次/min,R 20 次/min,BP 90/60 mmHg,毛细血管搏动征(+)。该患者最可能的疾病是( )

  A. 心包积液   B. 右心功能不全

  C. 主动脉瓣狭窄   D. 主动脉瓣关闭不全

  E. 心肌梗死

5. 患者,男性,50 岁,因"胸痛、呼吸困难和咳嗽 3 月余,加重 1 天"入院。查体:T 37.0 ℃,P 100 次/min,R 28 次/min,BP 100/70 mmHg;吸气时脉搏减弱,呼气时脉搏增强。该患者最可能的疾病是( )

  A. 主动脉瓣关闭不全   B. 大量心包积液

  C. 甲亢   D. 贫血

E.急性心肌梗死

A3型题

(1~3题共用题干)

患者,男性,67岁,因"咳嗽、咳痰、发热5天"入院。查体:T 39.0 ℃,P 120次/min,R 24次/min,BP 158/80 mmHg。既往有高血压病史5年余、风湿病史9年余。

1.在给该患者测量脉搏时,最可能触到的异常脉搏是( )

 A.水冲脉   B.交替脉

 C.奇脉   D.细脉

 E.脉搏短绌

2.该患者的血压分类最恰当的为( )

 A.正常高值血压   B.高血压

 C.1级高血压   D.2级高血压

 E.3级高血压

3.该患者目前首优的护理诊断/问题是( )

 A.清理呼吸道无效   B.体液过多

 C.疼痛   D.体温过高

 E.焦虑

(4~6题共用题干)

患者,女性,70岁,因"呼吸困难、乏力、胸痛1月余"入院。查体:T 36.5 ℃,P 70次/min,R 20次/min,BP 110/84 mmHg;主动脉瓣区闻及收缩期粗糙喷射音,向颈部传导。

4.该患者的脉压是( )

 A.10 mmHg   B.20 mmHg

 C.26 mmHg   D.30 mmHg

 E.40 mmHg

5.该患者最可能的疾病是( )

 A.主动脉关闭不全   B.贫血

 C.甲亢   D.动脉硬化

 E.主动脉狭窄

6.该患者首优的护理诊断/问题是( )

 A.气体交换受损   B.焦虑

 C.体温过高   D.知识缺乏

 E.营养失调:低于机体需要量

(二)简答题

1.简述正常血压、正常高值血压和高血压的定义。

2.简述低血压的临床意义。

3.简述常见的异常脉搏及临床意义。

(三)病例题

患者,男性,57岁,因"咳嗽、咳痰、发热4天"入院。患者4天前淋雨后出现咳嗽,以阵发性咳嗽为主,夜间尤为明显,咳出少量白色黏痰,体温最高达 38.5 ℃,口服布洛芬后体温可降至正常,伴有气促、胸闷、乏力,无心悸、头痛、眩晕、晕厥、双下肢水肿等症状。既往超声心动图示"二尖瓣狭窄"。

问题:①该患者应该做哪些主要的体格检查? ②如果该患者出现脉搏短绌,其特点是什么?

(四) OSCE 案例

案例摘要:患者,女性,65 岁,因"咳嗽、咳痰、气促、发热 3 天"入院。既往有高血压病史 5 年余。

第一站:请完善该患者病史采集。

第二站:请为该患者进行一项最重要的体格检查。

第三站:请说出该患者进一步需要做的辅助检查。

第四站:请提出 3 个主要的护理诊断/问题。

【学习资源】

生命体征
体格检查

生命体征测
量思维导图

(黄农营　许凤雯)

第二节　一般状态检查

学习目标

❖ **知识目标**

①描述意识状态的评估方法;②描述水肿的评估方法;③能概括全身浅表淋巴结的评估方法;④说出病态面容的评估方法。

☞重点:①意识状态的评估方法;②水肿的评估方法。

☞难点:全身浅表淋巴结的评估方法。

❖ **能力目标**

①能准确地给患者进行一般状态的检查;②通过体格检查能判断患者异常体征的临床意义。

❖ **素质目标**

培养学生为患者进行体格检查时,注意对患者进行护理人文关怀,理解、关爱患者。

【案例与思考】

患者,男性,60岁,因"上腹部隐痛半年,黑便3天"就诊,以"胃癌"收入院。入院时护士已通过问诊,详细了解了患者的健康史。

思考:①作为责任护士,你认为该患者需要做哪些体格检查? ②患者进行一般状态检查时会出现哪些阳性体征?

【操作流程】

一般状态检查操作流程见图2-2。

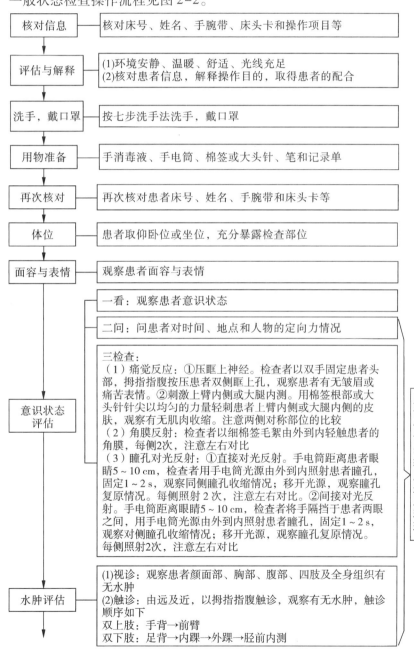

核对信息	核对床号、姓名、手腕带、床头卡和操作项目等
评估与解释	(1)环境安静、温暖、舒适、光线充足 (2)核对患者信息,解释操作目的,取得患者的配合
洗手,戴口罩	按七步洗手法洗手,戴口罩
用物准备	手消毒液、手电筒、棉签或大头针、笔和记录单
再次核对	再次核对患者床号、姓名、手腕带和床头卡等
体位	患者取仰卧位或坐位,充分暴露检查部位
面容与表情	观察患者面容与表情

一看:观察患者意识状态

二问:问患者对时间、地点和人物的定向力情况

意识状态评估

三检查:
(1)痛觉反应:①压眶上神经。检查者以双手固定患者头部,拇指指腹按压患者双侧眶上孔,观察患者有无皱眉或痛苦表情。②刺激上臂内侧或大腿内侧。用棉签根部或大头针针尖以均匀的力量轻刺患者上臂内侧或大腿内侧的皮肤,观察有无肌肉收缩。注意两侧对称部位的比较
(2)角膜反射:检查者以细棉签毛絮由外到内轻触患者的角膜,每侧2次,注意左右对比
(3)瞳孔对光反射:①直接对光反射。手电筒距离患者眼睛5~10 cm,检查者用手电筒光源由外到内照射患者瞳孔,固定1~2 s,观察同侧瞳孔收缩情况;移开光源,观察瞳孔复原情况。每侧照射2次,注意左右对比。②间接对光反射。手电筒距离眼睛5~10 cm,检查者将手隔挡于患者两眼之间,用手电筒光源由外到内照射患者瞳孔,固定1~2 s,观察对侧瞳孔收缩情况;移开光源,观察瞳孔复原情况。每侧照射2次,注意左右对比

思政:意识状态评估和水肿评估时,动作尽量轻柔,力度适中,避免误伤患者,体现人文护理关怀

水肿评估

(1)视诊:观察患者颜面部、胸部、腹部、四肢及全身组织有无水肿
(2)触诊:由远及近,以拇指指腹触诊,观察有无水肿,触诊顺序如下
双上肢:手背→前臂
双下肢:足背→内踝→外踝→胫前内侧

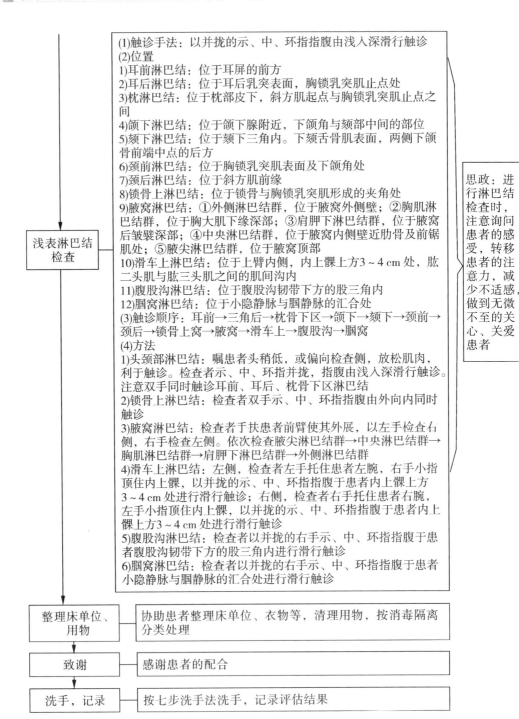

浅表淋巴结检查

(1)触诊手法：以并拢的示、中、环指指腹由浅入深滑行触诊
(2)位置
1)耳前淋巴结：位于耳屏的前方
2)耳后淋巴结：位于耳后乳突表面，胸锁乳突肌止点处
3)枕淋巴结：位于枕部皮下，斜方肌起点与胸锁乳突肌止点之间
4)颌下淋巴结：位于颌下腺附近，下颌角与颏部中间的部位
5)颏下淋巴结：位于颏下三角内。下颌舌骨肌表面，两侧下颌骨前端中点的后方
6)颈前淋巴结：位于胸锁乳突肌表面及下颌角处
7)颈后淋巴结：位于斜方肌前缘
8)锁骨上淋巴结：位于锁骨与胸锁乳突肌形成的夹角处
9)腋窝淋巴结：①外侧淋巴结群，位于腋窝外侧壁；②胸肌淋巴结群，位于胸大肌下缘深部；③肩胛下淋巴结群，位于腋窝后皱襞深部；④中央淋巴结群，位于腋窝内侧壁近肋骨及前锯肌处；⑤腋尖淋巴结群，位于腋窝顶部
10)滑车上淋巴结：位于上臂内侧，内上髁上方3～4 cm处，肱二头肌与肱三头肌之间的肌间沟内
11)腹股沟淋巴结：位于腹股沟韧带下方的股三角内
12)腘窝淋巴结：位于小隐静脉与腘静脉的汇合处
(3)触诊顺序：耳前→三角后→枕骨下区→颌下→颏下→颈前→颈后→锁骨上窝→腋窝→滑车上→腹股沟→腘窝
(4)方法
1)头颈部淋巴结：嘱患者头稍低，或偏向检查侧，放松肌肉，利于触诊。检查者示、中、环指并拢，指腹由浅入深滑行触诊。注意双手同时触诊耳前、耳后、枕骨下区淋巴结
2)锁骨上淋巴结：检查者双手示、中、环指指腹由外向内同时触诊
3)腋窝淋巴结：检查者手扶患者前臂使其外展，以左手检查右侧，右手检查左侧。依次检查腋尖淋巴结群→中央淋巴结群→胸肌淋巴结群→肩胛下淋巴结群→外侧淋巴结群
4)滑车上淋巴结：左侧，检查者左手托住患者左腕，右手小指顶住内上髁，以并拢的示、中、环指指腹于患者内上髁上方3～4 cm处进行滑行触诊；右侧，检查者右手托住患者右腕，左手小指顶住内上髁，以并拢的示、中、环指指腹于患者内上髁上方3～4 cm处进行滑行触诊
5)腹股沟淋巴结：检查者以并拢的右手示、中、环指指腹于患者腹股沟韧带下方的股三角内进行滑行触诊
6)腘窝淋巴结：检查者以并拢的右手示、中、环指指腹于患者小隐静脉与腘静脉的汇合处进行滑行触诊

思政：进行淋巴结检查时，注意询问患者的感受，转移患者的注意力，减少不适感，做到无微不至的关心、关爱患者

整理床单位、用物 —— 协助患者整理床单位、衣物等，清理用物，按消毒隔离分类处理

致谢 —— 感谢患者的配合

洗手，记录 —— 按七步洗手法洗手，记录评估结果

图2-2　一般状态检查操作流程

【考核标准】

面容、意识状态检查评分标准见表 2-2;水肿检查评分标准见表 2-3;全身浅表淋巴结检查评分标准见表 2-4。

表 2-2　面容、意识状态检查评分标准

程序	规范项目	得分	评分细则
操作前准备 （10分）	1. 仪表、着装、态度	2	一处不符合要求扣 1 分
	2. 解释,取得患者的配合;核对患者信息	2	一处不符合要求扣 1 分
	3. 环境整洁、舒适	2	一处不符合要求扣 1 分
	4. 洗手、戴口罩	2	一处不符合要求扣 1 分
	5. 用物准备	2	少一件或一件不符合要求扣 1 分
操作过程 （50分）	1. 视诊	5	视诊患者基本情况（5分）
	2. 问诊	15	问诊患者时间（5分）、地点（5分）、人物的认知（5分）
	3. 痛觉反应	12	(1)用棉签根部或大头针的针尖以均匀的力量轻刺患者上臂内侧或大腿内侧皮肤,观察有无肌肉收缩（6分） (2)压眶反射:检查者以双手固定患者头部,用拇指紧压患者双侧的眶上孔,观察患者有无反应（6分）
	4. 角膜反射	6	检查者用细棉签毛絮由外到内轻触患者的角膜,每侧 2 次,注意左右对比（6分）
	5. 瞳孔对光反射	12	(1)直接对光反射:检查者站（坐）位得当,用手电筒光源由外到内直接照射患者瞳孔,固定 1~2 s,观察同侧瞳孔收缩情况;移开光源,观察瞳孔复原情况;每侧瞳孔照射 2 次（6分） (2)间接对光反射:检查者用手隔挡于患者两眼之间,用手电筒光源照射一侧瞳孔时,观察对侧瞳孔缩小情况;每侧瞳孔照射 2 次（6分）
结果 （10分）	汇报结果	10	按有无病态面容,属于何种病态面容(2),思维、反应、定向力是否异常(2分),痛觉反应存在还是消失(2分),角膜反射存在还是消失(2分),对光反射灵敏/迟钝/消失,双侧瞳孔情况（形状、大小）(2分)进行汇报
回答相关问题 （20分）	略	20	略

续表2-2

程序	规范项目	得分	评分细则
操作后评价 (10分)	1. 全过程稳、准、轻、快,操作规范	5	一处不符合要求扣1分
	2. 语言通俗易懂,态度和蔼,沟通有效	3	未与患者沟通扣2分,态度、语言不符合要求或沟通无效扣2分,不关心、体贴患者扣2分
	3. 操作时间:全程不超过5 min	2	时间每超过60 s扣1分
合计		100	

表2-3　水肿检查评分

程序	规范项目	得分	评分细则
操作前准备 (10分)	1. 仪表、着装、态度	2	一处不符合要求扣1分
	2. 解释,取得患者的配合;核对患者信息	2	一处不符合要求扣1分
	3. 环境整洁、舒适	2	一处不符合要求扣1分
	4. 洗手、戴口罩	4	一处不符合要求扣2分
操作过程 (50分)	1. 视诊	20	视诊颜面部(4分)、胸部(4分)、腹部(4分)、双上肢(4分)及双下肢(4分)
	2. 触诊	30	右手拇指指腹触诊患者手背(4分)、前臂(4分)、足背(4分)、内踝(2分)、外踝(2分)、胫前内侧(4分)。以同法检查对侧(10分)
结果 (10分)	汇报结果	10	汇报内容包括:有无水肿;如有水肿,说出水肿部位(全身、颜面部、双上肢、双下肢等)、性质(凹陷性或黏液性)及程度(轻度、中度、重度)。未汇报水肿扣10分;如有水肿,未说出部位扣4分,未说出性质扣3分,未说出程度扣3分
回答相关问题 (20分)	略	20	略
操作后评价 (10分)	1. 全过程稳、准、轻、快,操作规范	5	一处不符合要求扣1分
	2. 语言通俗易懂,态度和蔼,沟通有效	3	未与患者沟通扣2分,态度、语言不符合要求或沟通无效扣2分,不关心、体贴患者扣2分
	3. 操作时间:全程不超过5 min	2	时间每超过60 s扣1分
合计		100	

表2-4　全身浅表淋巴结检查评分

程序	规范项目	得分	评分细则
操作前准备 （10分）	1.仪表、着装、态度	2	一处不符合要求扣1分
	2.解释，取得患者的配合；核对患者信息	2	一处不符合要求扣1分
	3.环境整洁、舒适	2	一处不符合要求扣1分
	4.洗手、戴口罩	2	一处不符合要求扣1分
	5.用物准备	2	少一件或一件不符合要求扣1分
操作过程 （53分）	1.体位	2	患者取坐位(2分)
	2.检查手法	4	检查者三指未并拢扣2分，检查时指腹未紧贴患者检查部位皮肤扣2分
	3.耳前、耳后、枕骨下区、颌下、颏下淋巴结	10	未交代患者配合扣2分，触诊手法错误扣2分，未询问患者感受扣2分，一处不符合要求扣1分
	4.颈部淋巴结	8	未交代患者配合扣2分，触诊手法错误扣2分，未询问患者感受扣1分，一处不符合要求扣1分
	5.锁骨上淋巴结	5	触诊手法错误扣2分，未询问患者感受扣2分，一处不符合要求扣1分
	6.腋窝淋巴结	10	检查者站位不符合要求扣1分，未嘱患者配合扣2分，触诊手法错误扣2分，未询问患者感受扣2分，一处不符合要求扣1分，一处顺序不对扣1分
	7.滑车上淋巴结	5	未嘱患者配合扣1分，触诊手法错误扣2分，未询问患者感受扣2分，一处不符合要求扣1分
	8.腹股沟淋巴结和腘窝淋巴结(口述位置)	2	口述位置不正确扣2分
	9.检查顺序	7	一处顺序不对扣1分(耳前淋巴结→耳后淋巴结→枕淋巴结→颌下淋巴结→颏下淋巴结→颈前淋巴结→颈后淋巴结→锁骨上淋巴结→腋窝淋巴结→滑车上淋巴结→腹股沟淋巴结→腘窝淋巴结)
结果 （7分）	汇报结果	7	按部位(1分)、大小(1分)、数目(1分)、硬度(1分)、活动度(1分)、有无粘连(1分)、压痛(1分)等进行汇报
回答相关问题 （20分）	略	20	略
操作后评价 （10分）	1.全过程稳、准、轻、快，操作规范	5	一处不符合要求扣1分
	2.语言通俗易懂，态度和蔼，沟通有效	3	未与患者沟通扣2分，态度、语言不符合要求或沟通无效扣2分，不关心、体贴患者扣2分
	3.操作时间：全程不超过7 min	2	时间每超过60 s扣1分
合计		100	

同步练习题

(一)单项选择题

A1 型题

1. 皮肤光泽、弹性良好,皮下脂肪充实,肌肉结实丰满,指甲、毛发润泽,口唇黏膜红润,肋间隙与锁骨上窝深浅适中,体重达正常标准。此营养状态属于(   )
   A. 营养良好
   B. 营养中等
   C. 肥胖
   D. 消瘦
   E. 营养不良

2. 判断营养状态最简便、迅速的方法是观察(   )
   A. 毛发分布
   B. 肌肉发育
   C. 皮肤弹性
   D. 皮肤色泽
   E. 皮下脂肪

3. 眼裂增宽,表情惊愕,眼球突出,瞬目减少,目光有神,烦躁易怒,此面容称为(   )
   A. 甲亢面容
   B. 黏液性水肿面容
   C. 二尖瓣面容
   D. 伤寒面容
   E. 面具面容

4. 患者面色灰暗、口唇发绀、面颊暗红为(   )
   A. 急性病容
   B. 慢性病容
   C. 病危病容
   D. 二尖瓣面容
   E. 甲亢面容

5. 昏迷患者的体位常为(   )
   A. 自动体位
   B. 被动体位
   C. 强迫体位
   D. 端坐位
   E. 侧卧位

6. 强迫端坐位见于(   )
   A. 急性腹膜炎
   B. 急性胆囊炎
   C. 心绞痛
   D. 心、肺功能不全
   E. 胸膜炎

7. 面色苍白,唇舌色淡,表情疲惫见于(   )
   A. 慢性病容
   B. 贫血面容
   C. 黏液性水肿面容
   D. 肾病面容
   E. 肝病面容

8. 观察营养状态最常用的方法是在一定时期内测量什么指标的变化(   )
   A. 身高
   B. 体重
   C. 体重指数
   D. 皮褶厚度
   E. 体型

9. 慌张步态常见于(　　)
　　A. 四肢畸形　　　　　　　　　　B. 小脑疾病
　　C. 帕金森病　　　　　　　　　　D. 佝偻病
　　E. 酒精中毒

10. 夜间睡后盗汗常见于(　　)
　　A. 休克　　　　　　　　　　　　B. 尿毒症
　　C. 风湿病　　　　　　　　　　　D. 佝偻病
　　E. 结核病

11. 皮肤表面出现暂时性的水肿性隆起,大小、形态不等,苍白或淡红,伴瘙痒,消退后不留痕迹,称为(　　)
　　A. 斑疹　　　　　　　　　　　　B. 丘疹
　　C. 斑丘疹　　　　　　　　　　　D. 荨麻疹
　　E. 瘀斑

12. 正常淋巴结直径一般不超过(　　)
　　A. 1.0 cm　　　　　　　　　　　B. 0.5 cm
　　C. 2.0 cm　　　　　　　　　　　D. 1.5 cm
　　E. 3.0 cm

13. 恶性肿瘤发生淋巴结转移时,其肿大的淋巴结特点是(　　)
　　A. 质软、无压痛　　　　　　　　B. 质硬、无压痛,易与周围组织粘连
　　C. 质稍硬,多呈多发性　　　　　D. 表面光滑、无粘连
　　E. 质软、有压痛

14. 胃癌、食管癌多向何处淋巴结转移(　　)
　　A. 右锁骨上窝　　　　　　　　　B. 右侧腋窝
　　C. 右胸骨旁　　　　　　　　　　D. 左侧腋窝
　　E. 左侧锁骨上窝

15. 胆石症患者常见的体位是(　　)
　　A. 自动体位　　　　　　　　　　B. 强迫体位
　　C. 辗转体位　　　　　　　　　　D. 角弓反张位
　　E. 被动体位

16. 水肿是指(　　)
　　A. 细胞内液体过多　　　　　　　B. 淋巴管内液体过多
　　C. 血管内液体过多　　　　　　　D. 水在体内滞留
　　E. 组织间隙内液体过多

17. 营养不良性水肿常见于(　　)
　　A. 肝硬化　　　　　　　　　　　B. 缩窄性心包炎
　　C. 肾病综合征　　　　　　　　　D. 低蛋白血症
　　E. 甲状腺功能减退症(简称甲减)

18. 心源性水肿一般首先出现在(　　)

A. 颜面部 B. 双上肢

C. 腹腔 D. 双下肢或身体下垂部

E. 腰背部

19. 肾性水肿最先出现的部位是( )

A. 眼睑及颜面部 B. 双上肢

C. 腹腔 D. 双下肢或身体下垂部

E. 腰背部

20. 导致体内水钠潴留的主要因素是( )

A. 球-管失衡 B. 肾小球滤过率降低

C. 血浆胶体渗透压下降 D. 钠水摄入量过多

E. 肾血流重分布

21. 肝源性水肿的特点是( )

A. 以眼睑及颜面部水肿为主 B. 以双上肢水肿为主

C. 以腹腔积液为主 D. 以双下肢或身体下垂部位水肿为主

E. 以腰背部水肿为主

22. 下列关于黏液性水肿的描述,正确的是( )

A. 常见于血栓性静脉炎患者 B. 特点为凹陷性水肿

C. 以腰背部水肿为主 D. 常见于甲亢患者

E. 特点为非凹陷性水肿

23. 下列跟水肿相关的护理诊断/问题错误的是( )

A. 体液过多 B. 皮肤完整性受损

C. 活动无耐力 D. 有出血的危险

E. 潜在并发症如急性肺水肿

24. 下列关于正常淋巴结特点的描述,错误的是( )

A. 质地柔软 B. 表面光滑

C. 无压痛 D. 与周围组织无粘连

E. 易触及

25. 头颈部淋巴结检查正确的顺序是( )

A. 耳前淋巴结→耳后淋巴结→枕淋巴结→颏下淋巴结→颌下淋巴结→颈前淋巴结→颈后淋巴结

B. 耳前淋巴结→耳后淋巴结→颌下淋巴结→颏下淋巴结→枕淋巴结→颈前淋巴结→颈后淋巴结

C. 耳前淋巴结→耳后淋巴结→枕淋巴结→颌下淋巴结→颏下淋巴结→颈前淋巴结→颈后淋巴结

D. 耳前淋巴结→耳后淋巴结→颏下淋巴结→颌下淋巴结→枕淋巴结→颈前淋巴结→颈后淋巴结

E. 颏下淋巴结→颌下淋巴结→枕淋巴结→颈前淋巴结→颈后淋巴结→耳前淋巴结→耳后淋巴结

26.肺癌发生淋巴结转移时常转移至( )
 A.左锁骨上淋巴结 B.右锁骨上淋巴结
 C.右胸骨旁淋巴结 D.左颈部淋巴结
 E.右颈部淋巴结

27.淋巴结肿大的部位遍布全身,大小不等,无粘连,常见于( )
 A.肺癌 B.食管癌
 C.淋巴结结核 D.白血病
 E.胃癌

28.以下不属于皮下或黏膜下出血的是( )
 A.瘀点 B.瘀斑
 C.紫癜 D.血肿
 E.蜘蛛痣

29.斑疹表现为局部皮肤颜色发红,一般不凸出皮肤表面,也无凹陷,见于以下哪种疾病( )
 A.麻疹 B.湿疹
 C.药物疹 D.丹毒
 E.猩红热

30.下列皮肤改变易发生癌变的是( )
 A.白癜 B.紫癜
 C.白斑 D.白化病
 E.老年斑

A2 型题

1.患者,女性,50岁,因"咳嗽、左侧胸痛、气促3个月"入院,被诊断为"右侧大量胸腔积液"。该患者多采取的体位是( )
 A.自主体位 B.被动体位
 C.患侧卧位 D.端坐呼吸
 E.仰卧双腿蜷曲位

2.患者,女性,83岁,脑栓塞4年余,今日患者处于持续睡眠状态,可被唤醒,醒后能正确回答问题,做出各种反应,当刺激停止后很快又入睡。该患者意识障碍类型属于( )
 A.谵妄 B.昏睡
 C.意识模糊 D.嗜睡
 E.昏迷

3.患者,女性,40岁,被诊断为库欣(Cushing)综合征5年余,观察患者面如满月,皮肤发红。该患者面容是( )
 A.甲亢面容 B.满月面容
 C.黏液性水肿面容 D.伤寒面容
 E.面具面容

4. 患者,男性,55 岁,发热 1 周,逐渐不认识家人,并有躁动、胡言乱语、错觉,常伴幻想,查体不能合作,定向力障碍。该患者最有可能的意识障碍类型是( )
   A. 嗜睡　　　　　　　　　　　　　B. 谵妄
   C. 意识模糊　　　　　　　　　　　D. 浅昏迷
   E. 亢奋

5. 患者,男性,54 岁,有急性心肌梗死病史,2 h 前突发剧烈胸痛,数分钟后出现意识丧失、呼之不应,急诊入院。查体:对声、光刺激没有反应,眼球固定,瞳孔散大。该患者最有可能的意识障碍类型是( )
   A. 嗜睡　　　　　　　　　　　　　B. 谵妄
   C. 意识模糊　　　　　　　　　　　D. 浅昏迷
   E. 深昏迷

6. 患者,男性,65 岁,急性心肌梗死冠状动脉支架植入术后半年,在家休养,心情低落,少与人交流,对周围事物不感兴趣。其最可能的心理问题是( )
   A. 谵妄　　　　　　　　　　　　　B. 抑郁
   C. 焦虑　　　　　　　　　　　　　D. 恐惧
   E. 愤怒

7. 患者,男性,58 岁,入院诊断为"高血压"。夜间突然惊醒,被迫坐起,烦躁不安,咳嗽、气急、咳粉红色泡沫痰。该患者最适宜采取的体位是( )
   A. 中凹卧位　　　　　　　　　　　B. 半坐卧位
   C. 强迫体位　　　　　　　　　　　D. 自动体位
   E. 被动体位

8. 患者,男性,70 岁,因双下肢水肿 2 周,拟诊"肺源性心脏病"收住院,现患者下肢皮肤薄而透明,水肿明显。以下护理措施不妥的是( )
   A. 保持皮肤清洁干燥　　　　　　　B. 严格限制入水量
   C. 注意卧床休息,双下肢下垂　　　D. 低盐饮食
   E. 保持床铺清洁柔软

9. 患者,女性,68 岁,感冒后出现颜面、双下肢水肿 1 周。蛋白尿(+++),尿蛋白定量检查 4.2 g/d,血浆白蛋白 22 g/L,拟诊断为"肾病综合征"。该患者首优的护理诊断/问题是( )
   A. 有感染的危险　　　　　　　　　B. 知识缺乏
   C. 体液过多　　　　　　　　　　　D. 活动无耐力
   E. 清理呼吸道无效

10. 患者,男性,28 岁,全身水肿、少尿 1 年余,1 天前因出现恶心、呕吐、四肢麻木、胸闷及心律失常而入院。查体:患者全身疏松组织可见明显水肿,指压后组织凹陷较深,平复缓慢。由此可判断该患者水肿程度为( )
    A. 轻度水肿　　　　　　　　　　　B. 中度水肿
    C. 重度水肿　　　　　　　　　　　D. 极重度水肿
    E. 严重水肿

11. 患者,女性,66 岁,因"颜面、双下肢反复水肿 10 月余,咳嗽、咳痰 2 天"入院。对患者进行水肿检查,顺序正确的是( )

A. 视诊颜面部→四肢→胸腹部→全身组织,触诊手背→上肢→足背→胫骨前内侧→内踝→外踝

B. 视诊颜面部→四肢→胸腹部→全身组织,触诊手背→上肢→足背→胫骨前内侧→外踝→内踝

C. 视诊四肢→胸腹部→全身组织,触诊手背→上肢→胫骨前内侧→内踝→外踝→足背

D. 视诊颜面部→四肢→胸腹部→全身组织,触诊手背→上肢→足背→内踝→外踝→胫骨前内侧

E. 触诊手背→上肢→足背→内踝→外踝→胫骨前内侧,视诊颜面部→四肢→胸腹部→全身组织

12. 患者,男性,50 岁,咳嗽 3 月余,痰中带血,右胸痛 1 个月,吸烟 20 年余。胸片可见右上肺一密度增高的圆形阴影,大小约 3.0 cm×3.0 cm,边缘有毛刺样改变。该患者可出现肿大的淋巴结是( )

A. 右锁骨上淋巴结　　　　B. 左锁骨上淋巴结
C. 右腋窝淋巴结　　　　　D. 右颈后淋巴结
E. 左腋窝淋巴结

13. 患者,女性,40 岁,颈部出现多发性、质地较硬、大小不等、与周围组织粘连的淋巴结,可考虑为( )

A. 淋巴结炎　　　　　　　B. 胃癌淋巴结转移
C. 食管癌淋巴结转移　　　D. 淋巴瘤
E. 淋巴结核

14. 患者,女性,50 岁,左侧乳房发现一肿大的淋巴结。为该患者检查淋巴结时,下列选项正确的是( )

A. 先检查健侧再检查患侧
B. 检查时患者充分暴露胸部,先视诊后触诊
C. 可取坐位或仰卧位
D. 用手抓捏肿大的淋巴结,以明确大小情况
E. 用手指掌面轻按滑动检查乳房和腋窝淋巴结

15. 患者,男性,45 岁,上腹部隐痛半年,以"胃癌"收入院。该患者淋巴结多向哪个部位转移( )

A. 右锁骨上淋巴结　　　　B. 左锁骨上淋巴结
C. 右腋窝淋巴结　　　　　D. 右颈后淋巴结
E. 左腋窝淋巴结

A3 型题

(1~3 题共用题干)

患者,男性,35 岁,突发起病,出现寒战、高热、恶心、呕吐、咳嗽、咳痰,左侧胸痛,以"肺炎"收入院。

1. 护士应给患者取的体位是(　　)
   - A. 坐位
   - B. 左侧卧位
   - C. 右侧卧位
   - D. 平卧位
   - E. 俯卧位

2. 采取该体位的病理生理意义是(　　)
   - A. 减轻呼吸困难
   - B. 减少回心血流量
   - C. 有利于代偿呼吸,减轻胸痛
   - D. 减轻心脏负荷
   - E. 减轻腹部肌肉紧张度

3. 患者表情痛苦,烦躁不安,呼吸急促,面色潮红,伴有口唇疱疹,其面容为(　　)
   - A. 伤寒面容
   - B. 病危面容
   - C. 二尖瓣面容
   - D. 急性病容
   - E. 面具面容

(4~6 题共用题干)

患者,男性,64 岁,晨起(2 h 前)时发现左侧肢体无力、活动不灵活,继而出现意识模糊,呼之不应,大小便失禁,呼叫"120"急诊入院。身体评估:双眼闭合,双侧瞳孔等大等圆,直径为 3.0 mm,对光反射存在。

4. 为明确判断患者意识状态,还需做的身体评估是(　　)
   - A. 呼气试验
   - B. 心脏听诊
   - C. 痛觉反应
   - D. 肺部听诊
   - E. 血压测量

5. 该患者压眶有痛苦表情,对其大声呼叫没有反应,该患者的意识状态是(　　)
   - A. 嗜睡
   - B. 死亡
   - C. 昏睡
   - D. 浅昏迷
   - E. 中昏迷

6. 对该患者的护理以下不妥的是(　　)
   - A. 心理护理
   - B. 口腔护理
   - C. 皮肤护理
   - D. 用药护理
   - E. 会阴护理

(7~9 题共用题干)

患者,女性,69 岁,因"咳嗽、咳痰、双下肢水肿 2 周"入院。查体:患者胫骨前及踝部皮下组织均有水肿,指压后有凹陷,但平复较快。

7. 该患者可能的诊断为(　　)
   - A. 系统性红斑狼疮
   - B. 肺源性心脏病
   - C. 慢性肾小球肾炎
   - D. 肝硬化

E.肾病综合征

8.该患者首优的护理诊断/问题是( )
    A.有受伤的危险   B.知识缺乏
    C.体液过多   D.活动无耐力
    E.清理呼吸道无效

9.该患者水肿的程度为( )
    A.轻度   B.中度
    C.重度   D.极重度
    E.深度

(10~12题共用题干)

患者,女性,50岁,因"左侧乳房淋巴结肿大1月余"入院,被诊断为"乳腺癌"。

10.为该患者进行淋巴结检查时,重点检查( )
    A.耳前淋巴结、耳后淋巴结   B.枕淋巴结
    C.颈部淋巴结   D.锁骨上淋巴结和腋窝淋巴结
    E.腹股沟淋巴结

11.对该患者进行腋窝淋巴结检查时,描述错误的是( )
    A.患者体位为站位,双手抱肘
    B.以左手检查右侧
    C.以右手检查左侧
    D.触诊顺序:腋尖淋巴结群→中央淋巴结群→胸肌淋巴结群→肩胛下淋巴结
      群→外侧淋巴结群
    E.示指、中指和环指并拢滑行触诊

12.对该患者淋巴结的特点,下列描述正确的是( )
    A.质地坚硬,与周围组织粘连,一般无压痛
    B.质地柔软,表面光滑,无粘连
    C.质地柔软,不易推动
    D.质地坚硬,与周围组织无粘连,有压痛
    E.质地柔软,与周围组织粘连,有压痛

(13~15题共用题干)

患者,男性,50岁,因"咳嗽、咳血痰2月余,胸痛1个月"入院,有20年余吸烟史,X射线检查可见右上肺一密度增高的圆形阴影。

13.为该患者进行体格检查时应重点检查( )
    A.耳前淋巴结、耳后淋巴结   B.颈部淋巴结
    C.锁骨上淋巴结和腋窝淋巴结   D.滑车上淋巴结
    E.腹股沟淋巴结

14.若该患者被诊断为肺癌,其淋巴结的特征描述错误的是( )
    A.质地坚硬,有橡皮感   B.表面光滑,无粘连
    C.与周围组织粘连   D.--般无压痛

E. 不易推动

15. 为该患者检查锁骨上淋巴结时,以下描述错误的是(　　　　)

  A. 患者可取坐位　　　　　　　　　B. 患者头部稍前屈

  C. 用双手触诊　　　　　　　　　　D. 由浅部逐渐触摸至锁骨后深部

  E. 左手触左侧,右手触右侧

(二)简答题

1. 简述临床常见的 12 种典型面容及其特点。

2. 意识障碍按程度的不同有几种表现?

3. 简述全身性水肿的类型及特点。

4. 简述正常淋巴结的形态特征。

5. 简述淋巴结肿大的临床意义。

6. 与水肿相关的护理诊断/问题有哪些?

(三)病例题

  患者,女性,69 岁,因"反复咳嗽、咳痰 10 年余,加重 1 周"入院。查体:T 38.9 ℃, P 100 次/min,R 26 次/min,BP 148/90 mmHg,面色晦暗,口唇发绀,端坐呼吸。

  问题:①该患者查体存在哪些异常体征? ②该患者进行一般状态检查的重点是什么?

(四)OSCE 案例

  案例摘要:患者,男性,42 岁,工人,因"反复胸闷、黑矇、晕厥 1 年余,再发加重 3 天"入院,半小时前患者再次突发黑矇,晕厥倒地,家属代诉患者既往有病态窦房结综合征,听诊心音有大炮音。

  第一站:请完善该患者病史采集。

  第二站:为明确该患者意识状态,请进行意识状态评估。

  第三站:根据病史,进行哪项检查能快速判断该患者的病情?

  第四站:请说出该患者晕倒最可能的原因,并指出患者最主要的护理诊断/问题。

【学习资源】

意识状态的
评估

水肿的评估

全身状态检查
思维导图

皮肤及浅表
淋巴结检查
思维导图

(陈洪玉　卢孟密)

第三节 头颈部检查

学习目标

❖ **知识目标**

①阐明扁桃体检查、甲状腺检查、颈静脉怒张检查及鼻窦检查的内容;②阐明扁桃体及甲状腺肿大的分度;③完成扁桃体检查、甲状腺检查、颈静脉怒张检查、鼻窦检查及气管居中的检查。

☞重点:扁桃体检查、甲状腺检查、颈静脉怒张检查及鼻窦检查的方法。

☞难点:扁桃体及甲状腺肿大的分度。

❖ **能力目标**

①学会运用所学知识为患者进行头颈部检查;②通过体格检查能判断头颈部情况异常;③知晓头颈部情况异常的临床意义。

❖ **素质目标**

培养学生为患者进行头颈部检查时,做到耐心、细心,有爱心和责任心,体现护理人文关怀。

【案例与思考】

患者,女性,9 岁,3 天前淋雨受凉后出现咽痛,吞咽时疼痛加剧,伴有全身乏力,无咳嗽、咳痰、头痛、流涕现象。

思考:①应先给患者进行什么检查? ②给患者进行该检查时应注意哪些内容?

【操作流程】

头颈部检查操作流程见图 2-3。

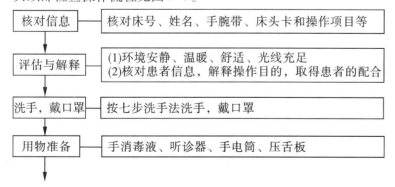

| 核对信息 | 核对床号、姓名、手腕带、床头卡和操作项目等 |

| 评估与解释 | (1)环境安静、温暖、舒适、光线充足
(2)核对患者信息,解释操作目的,取得患者的配合 |

| 洗手,戴口罩 | 按七步洗手法洗手,戴口罩 |

| 用物准备 | 手消毒液、听诊器、手电筒、压舌板 |

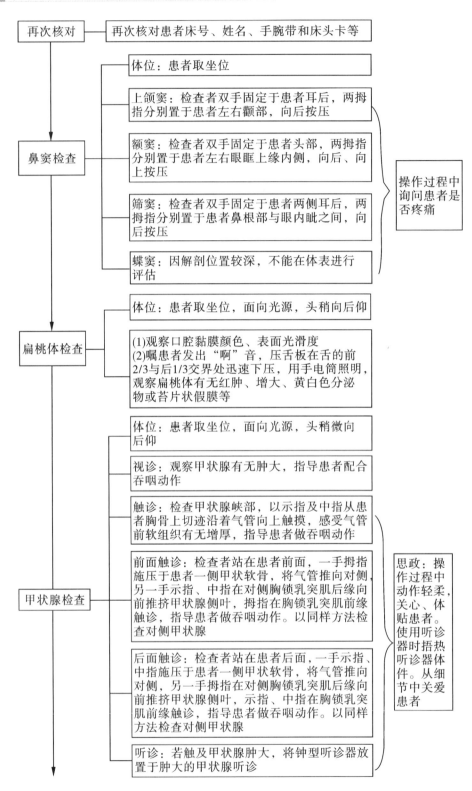

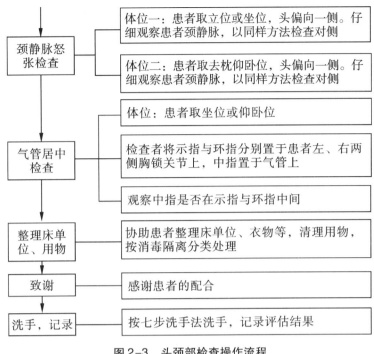

图2-3 头颈部检查操作流程

【考核标准】

鼻窦检查评分标准见表2-5;扁桃体检查评分标准见表2-6;甲状腺检查评分标准见表2-7;颈静脉怒张检查评分标准见表2-8;气管居中检查评分标准见表2-9。

表2-5 鼻窦检查评分标准

程序	规范项目	得分	评分细则
操作前准备 (10分)	1.仪表、着装、态度	2	一处不符合要求扣1分
	2.解释,取得患者的配合	2	一处不符合要求扣1分
	3.环境整洁、舒适	2	一处不符合要求扣1分
	4.洗手、戴口罩	2	一处不符合要求扣1分
	5.用物准备	2	少一件或一件不符合要求扣1分
操作过程 (53分)	1.体位	5	患者取坐位(5分)
	2.检查各鼻窦区	48	(1)上颌窦:检查者双手固定于患者耳后,两拇指分别置于患者左右颧部,向后按压(12分) (2)额窦:检查者双手固定于患者头部,两拇指分别置于患者左右眼眶上缘内侧,向后、向上按压(12分) (3)筛窦:检查者双手固定于患者两侧耳后,两拇指分别置于患者鼻根部与眼内眦之间,向后按压(12分) (4)蝶窦:因解剖位置较深,不能在体表进行评估(12分)

续表2-5

程序	规范项目	得分	评分细则
结果 （5分）	汇报结果	5	4对鼻窦有无压痛（5分）
回答相关问题 （20分）	略	20	略
操作后评价 （12分）	1.整理床单位、致谢	2	一处不符合要求扣1分
	2.洗手、记录	2	一处不符合要求扣1分
	3.全过程稳、准、轻、快，操作规范	2	一处不符合要求扣1分
	4.语言通俗易懂，态度和蔼，沟通有效	4	未与患者沟通扣2分，态度、语言不符合要求或沟通无效扣1分，不关心、体贴患者扣2分
	5.操作时间：全程不超过5 min	2	时间每超过60 s扣1分
合计		100	

表2-6　扁桃体检查评分标准

程序	规范项目	得分	评分细则
操作前准备 （10分）	1.仪表、着装、态度	2	一处不符合要求扣1分
	2.解释，取得患者的配合	2	一处不符合要求扣1分
	3.环境整洁、舒适	2	一处不符合要求扣1分
	4.洗手、戴口罩	2	一处不符合要求扣1分
	5.用物准备	2	少一件或一件不符合要求扣1分
操作过程 （50分）	1.体位	8	患者取坐位（3分），面向光源、头稍向后仰（5分）
	2.指导患者发"啊"音	10	指导患者口张大并发"啊"音（10分）
	3.观察扁桃体	32	观察口腔黏膜颜色、表面光滑度；有无充血、出血点、溃疡（3分）；嘱患者发出"啊"音（5分），压舌板在舌的前2/3与后1/3交界处迅速下压（14分），用手电筒照明（5分），观察扁桃体有无红肿、增大、黄白色分泌物或苔片状假膜等（5分）
结果 （8分）	汇报结果	8	患者扁桃体有无充血（2分）、肿胀（2分）、分泌物（2分）；如有肿大，请说出分度（2分）
回答相关问题 （20分）	略	20	略
操作后评价 （12分）	1.整理床单位、致谢	2	一处不符合要求扣1分
	2.洗手、记录	3	一处不符合要求扣1分
	3.全过程稳、准、轻、快，操作规范	3	一处不符合要求扣1分
	4.语言通俗易懂，态度和蔼，沟通有效	2	未与患者沟通扣2分，态度、语言不符合要求或沟通无效扣1分，不关心、体贴患者扣1分
	5.操作时间：全程不超过5 min	2	时间每超过60 s扣1分
合计		100	

表2-7　甲状腺检查评分标准

程序	规范项目	得分	评分细则
操作前准备 （10分）	1.仪表、着装、态度	2	一处不符合要求扣1分
	2.解释，取得患者的配合	2	一处不符合要求扣1分
	3.环境整洁、舒适	2	一处不符合要求扣1分
	4.洗手，戴口罩	2	一处不符合要求扣1分
	5.用物准备	2	少一件或一件不符合要求扣1分
操作过程 （60分）	1.体位	5	患者取坐位（3分），面向光源，头稍向后仰（2分）
	2.视诊	5	观察甲状腺有无肿大（3分），指导患者配合吞咽动作（2分）
	3.触诊	45	（1）检查甲状腺峡部：检查者以示指及中指从患者胸骨上切迹沿着气管向上触摸，感受气管前软组织有无增厚，指导患者做吞咽动作（3分） （2）前面触诊：检查者站在患者前面（1分），一手拇指施压于患者一侧甲状软骨，将气管推向对侧（2分），另一手示指、中指在对侧胸锁乳突肌后缘向前推挤甲状腺侧叶（2分），拇指在胸锁乳突肌前缘触诊（5分），指导患者做吞咽动作（1分）。以同样方法检查对侧甲状腺（10分） （3）后面触诊：检查者站在患者后面（1分），一手示指、中指施压于患者一侧甲状软骨，将气管推向对侧（2分），另一手拇指在对侧胸锁乳突肌后缘向前推挤甲状腺侧叶（2分），示指、中指在胸锁乳突肌前缘触诊（5分），指导患者做吞咽动作（1分）。以同样方法检查对侧甲状腺（10分）
	4.听诊	5	若触及甲状腺肿大，将钟型听诊器放置于肿大的甲状腺听诊（5分）
结果 （11分）	汇报结果	11	患者甲状腺有无肿大（2分）、质地如何（2分）、是否对称（2分）、有无杂音（2分）；如有肿大，请说出分度（3分）
回答相关问题 （9分）	略	9	略
操作后评价 （10分）	1.整理床单位、致谢	2	一处不符合要求扣1分
	2.洗手、记录	2	一处不符合要求扣1分
	3.全过程稳、准、轻、快，操作规范	2	一处不符合要求扣1分
	4.语言通俗易懂，态度和蔼，沟通有效	2	未与患者沟通扣2分，态度、语言不符合要求或沟通无效扣1分，不关心、体贴患者扣1分
	5.操作时间：全程不超过5 min	2	时间每超过60 s扣1分
合计		100	

表2-8　颈静脉怒张检查评分标准

程序	规范项目	得分	评分细则
操作前准备 （10分）	1.仪表、着装、态度	2	一处不符合要求扣1分
	2.解释，取得患者的配合	2	一处不符合要求扣1分
	3.环境整洁、舒适	2	一处不符合要求扣1分
	4.洗手，戴口罩	4	一处不符合要求扣2分
操作过程 （43分）	1.体位一检查	20	嘱患者取立位或坐位（2分），头偏向一侧（3分）。仔细观察患者颈静脉（5分），以同样方法检查对侧（10分）
	2.体位二检查	23	嘱患者取去枕仰卧位（5分），头偏向一侧（3分）。仔细观察患者颈静脉（5分），以同样方法检查对侧（10分）
结果 （5分）	汇报结果	5	颈静脉有无充盈或怒张（5分）
回答相关问题 （30分）	略	30	略
操作后评价 （12分）	1.整理床单位、致谢	2	一处不符合要求扣1分
	2.洗手、记录	3	一处不符合要求扣1分
	3.全过程稳、准、轻、快，操作规范	3	一处不符合要求扣1分
	4.语言通俗易懂，态度和蔼，沟通有效	2	未与患者沟通扣2分，态度、语言不符合要求或沟通无效扣1分，不关心、体贴患者扣1分
	5.操作时间：全程不超过5 min	2	时间每超过60 s扣1分
合计		100	

表2-9　气管居中检查评分标准

程序	规范项目	得分	评分细则
操作前准备 （10分）	1.仪表、着装、态度	2	一处不符合要求扣1分
	2.解释，取得患者的配合	2	一处不符合要求扣1分
	3.环境整洁、舒适	2	一处不符合要求扣1分
	4.洗手，戴口罩	4	一处不符合要求扣2分
操作过程 （43分）	1.体位	43	患者取坐位，面向光源，头稍向后仰（8分）
	2.检查		检查者将示指与环指分别置于患者左、右两侧胸锁关节上（20分），中指置于气管上（5分）
	3.观察		观察中指是否在示指与环指中间（10分）
结果 （5分）	汇报结果	5	气管是否居中（5分）
回答相关问题 （30分）	略	30	略

续表2-9

程序	规范项目	得分	评分细则
操作后评价（12分）	1.整理床单位、致谢	2	一处不符合要求扣1分
	2.洗手、记录	3	一处不符合要求扣1分
	3.全过程稳、准、轻、快,操作规范	3	一处不符合要求扣1分
	4.语言通俗易懂,态度和蔼,沟通有效	2	未与患者沟通扣2分,态度、语言不符合要求或沟通无效扣1分,不关心、体贴患者扣2分
	5.操作时间:全程不超过5 min	2	时间每超过60 s扣1分
合计		100	

同步练习题

（一）单项选择题

A1型题

1.进行扁桃体检查时,压舌板下压的位置是(　　)
A.舌的前1/3处　　　　　　　B.舌的前2/3与后1/3交界处
C.舌的前2/3处　　　　　　　D.舌的后1/3处
E.舌的任意位置

2.下列不是扁桃体检查所观察到的内容是(　　)
A.软腭　　　　　　　　　　　B.悬雍垂
C.软腭弓　　　　　　　　　　D.鼻咽部
E.咽后壁

3.进行扁桃体检查时,患者张口发"啊"音、下压压舌板与光源照射3个动作的正确顺序是(　　)
A.患者先发出"啊"音,再下压压舌板,最后光源照射
B.患者先发出"啊"音,再光源照射,最后下压压舌板
C.患者张口发"啊"音、下压压舌板与光源照射3个动作同时进行
D.先光源照射,后患者发"啊"音,最后下压压舌板
E.先下压压舌板,后患者发"啊"音,最后光源照射

4.检查咽部时患者的正确体位是(　　)
A.半坐卧位,双脚下垂　　　　B.平卧位,肩下垫软枕
C.左侧卧位　　　　　　　　　D.右侧卧位
E.端坐位,头稍后仰

5.检查扁桃体时,以下不属于观察内容的是(　　)
A.舌苔颜色　　　　　　　　　B.咽部颜色

C.咽部有无分泌物　　　　　　　　　D.咽部有无充血

E.扁桃体大小

6.下列关于扁桃体的说法,错误的是(　　　)

A.正常扁桃体无充血、红肿　　　　　B.扁桃体上窝内不易有异物停留

C.扁桃体具有防御功能　　　　　　　D.扁桃体呈椭圆形

E.扁桃体表面有黏膜覆盖

7.口唇呈樱桃红色常见于(　　　)

A.贫血　　　　　　　　　　　　　　B.一氧化碳中毒

C.虚脱　　　　　　　　　　　　　　D.主动脉瓣关闭不全

E.严重脱水

8.口角糜烂常见于(　　　)

A.疟疾　　　　　　　　　　　　　　B.核黄素缺乏症

C.贫血　　　　　　　　　　　　　　D.黏液性水肿

E.严重脱水

9.下列关于甲状腺的说法,错误的是(　　　)

A.甲状腺位于甲状软骨下方和两侧　　B.正常人甲状腺外观不突出

C.女性在青春期时甲状腺可略增大　　D.甲状腺视诊时需要患者配合做吞咽动作

E.正常甲状腺可闻及血管杂音

10.甲状腺峡部位于(　　　)

A.甲状软骨上方　　　　　　　　　　B.甲状软骨前方

C.环状软骨上方　　　　　　　　　　D.环状软骨前方

E.环状软骨下方第2~4气管环前

11.下列不属于甲状腺评估方法的是(　　　)

A.视诊　　　　　　　　　　　　　　B.叩诊

C.前面触诊　　　　　　　　　　　　D.后面触诊

E.听诊

12.甲亢不伴有(　　　)

A.甲状腺肿大

B.甲状腺表面光滑

C.甲状腺质地柔软

D.甲状腺可触及震颤,闻及"嗡鸣"样血管杂音

E.甲状腺压痛明显

13.静息状态下可出现明显的颈静脉搏动的是(　　　)

A.主动脉瓣关闭不全　　　　　　　　B.中度贫血

C.法洛四联症　　　　　　　　　　　D.二尖瓣狭窄

E.主动脉瓣狭窄

14.颈静脉怒张提示(　　　)

A.动脉压增高　　　　　　　　　　　B.静脉压增高

C. 脉压增高　　　　　　　　　　　D. 血压增高

E. 毛细血管压增高

15. 肝颈静脉回流征阳性提示(　　　)

A. 左心功能不全　　　　　　　　　B. 肝硬化

C. 二尖瓣狭窄　　　　　　　　　　D. 右心功能不全

E. 肝炎

16. 正常人去枕平卧时颈外静脉充盈水平可见于(　　　)

A. 锁骨上缘至下颌角连线的下 1/3 内

B. 锁骨上缘至下颌角连线的中下 2/3 内

C. 锁骨上缘至下颌角连线的下 2/3 内

D. 锁骨上缘至下颌角连线的中上 2/3 内

E. 锁骨上缘至下颌角连线的上 1/3 内

A2 型题

1. 患者,男性,40 岁,血常规检查血红蛋白 69 g/L,患者最可能出现的情况是(　　　)

A. 口唇红润　　　　　　　　　　　B. 口唇疱疹

C. 口唇苍白　　　　　　　　　　　D. 口角糜烂

E. 口角歪斜

2. 患者,女性,48 岁,口唇黏膜与皮肤交界处出现成簇小水疱,半透明,初发时有刺激感,该患者可能出现(　　　)

A. 口角糜烂　　　　　　　　　　　B. 口唇发绀

C. 口唇疱疹　　　　　　　　　　　D. 口角歪斜

E. 口唇发绀

3. 患者,男性,60 岁,鼻塞、流涕、头痛,既往有鼻窦炎病史。行鼻窦压痛检查时,无法在体表进行评估的是(　　　)

A. 上颌窦　　　　　　　　　　　　B. 蝶窦

C. 额窦　　　　　　　　　　　　　D. 筛窦

E. 4 对鼻窦均可在体表评估

4. 患者,女性,26 岁,鼻梁部出现红色水肿性斑块,向两侧面颊部扩展,呈蝴蝶状,常见于(　　　)

A. 系统性红斑狼疮　　　　　　　　B. 螨虫病

C. 鼻息肉　　　　　　　　　　　　D. 先天性梅毒

E. 麻风病

5. 患者,男性,62 岁,鼻尖、鼻翼处皮肤发红变厚,伴毛细血管扩张及组织肥厚,常见于(　　　)

A. 系统性红斑狼疮　　　　　　　　B. 螨虫病

C. 鼻息肉　　　　　　　　　　　　D. 先天性梅毒

E. 麻风病

6. 患者,男性,25 岁,斗殴后出现鼻梁塌陷,疼痛难忍,可能出现(　　　)

A.系统性红斑狼疮   B.螨虫病

C.鼻骨骨折   D.先天性梅毒

E.麻风病

7.患者,女性,33岁,检查发现伸舌震颤,常见于( )

 A.甲亢   B.猩红热

 C.缺铁性贫血   D.二尖瓣狭窄

 E.呆小症

8.患者,男性,50岁,舌下神经麻痹,可能出现( )

 A.伸舌震颤   B.舌乳头肿胀突起

 C.伸舌偏斜   D.舌质发红,类似草莓

 E.舌面光滑,呈粉红色

9.患者,男性,35岁,检查发现咽部黏膜充血、红肿、分泌物增多,常见于( )

 A.慢性咽炎   B.急性咽炎

 C.急性扁桃体炎   D.鼻咽癌

 E.猩红热

10.患者,女性,27岁,既往有鼻炎病史,体检时用手电筒照射一侧鼻孔,发现对侧鼻孔有亮光透入,提示( )

 A.鼻中隔偏曲   B.鼻窦炎

 C.鼻中隔穿孔   D.鼻出血

 E.鼻咽癌

11.患者,男性,28岁,体型消瘦,剧烈咳嗽后出现左侧胸部疼痛,伴呼吸困难,急诊入院。查体发现左胸部饱满,气管偏向右侧。该患者最可能的诊断为( )

 A.左侧肋骨骨折   B.右侧气胸

 C.左侧气胸   D.左侧肺炎

 E.心包积液

12.患者,男性,58岁,全身水肿,伴肝大、颈静脉怒张、肝颈静脉回流征阳性。应考虑( )

 A.左心衰竭   B.慢性肝炎

 C.急性肝炎   D.肝硬化

 E.右心衰竭

A3 型题

(1~3题共用题干)

患者,女性,32岁,因"双侧颈前区肿大、多食、消瘦1年"入院。查体:双侧甲状腺对称性肿大,肿大程度超过胸锁乳突肌外缘,质地柔软,表面光滑,无压痛,无硬结,可随吞咽上下活动。

1.该患者甲状腺肿大程度属于( )

 A.Ⅰ度   B.Ⅱ度

 C.Ⅲ度   D.Ⅳ度

E. 无法分度

2. 在甲状腺评估中需要补充的内容是(　　)

A. 听诊　　　　　　　　　　B. 视诊

C. 前面触诊　　　　　　　　D. 后面触诊

E. 叩诊

3. 该患者目前首优的护理诊断/问题是(　　)

A. 有受伤的危险　　　　　　B. 营养失调:低于机体需要量

C. 活动无耐力　　　　　　　D. 组织完整性受损

E. 知识缺乏

(4~6题共用题干)

患者,男性,66岁,因"乏力、食欲减退半年余,再发加重3天"入院,日常活动不耐受,体格检查发现肝肋下2 cm可触及,颈静脉怒张,肝颈静脉回流征阳性,双下肢水肿。

4. 该患者可能的诊断是(　　)

A. 左心衰竭　　　　　　　　B. 二尖瓣狭窄

C. 肾衰竭　　　　　　　　　D. 右心衰竭

E. 肝硬化

5. 检查颈静脉怒张时,患者最佳的体位是(　　)

A 右侧卧位　　　　　　　　B. 仰卧位

C. 坐位或半坐位　　　　　　D. 左侧卧位

E. 俯卧位

6. 该患者目前首优的护理诊断/问题是(　　)

A. 有受伤的危险　　　　　　B. 焦虑

C. 活动无耐力　　　　　　　D. 气体交换受损

E. 知识缺乏

(二)简答题

1. 简述鼻窦检查的临床意义。

2. 简述扁桃体肿大的分度。

3. 简述甲状腺肿大的分度。

4. 简述颈静脉怒张的临床意义。

5. 简述气管偏移的临床意义。

(三)病例题

患者,男性,22岁,因"颈部肿大、突眼20天"入院。患者20天前无明显诱因出现颈部肿大,双眼突出,伴多食、消瘦,自觉情绪较前容易激动,为进一步诊治入院。查体:T 36.5 ℃,P 118 次/min,R 21 次/min,BP 138/79 mmHg;双眼突出,甲状腺Ⅱ度肿大。

问题:①该患者最可能的医疗诊断是什么? ②甲状腺肿大的临床意义是什么?

(四)OSCE 案例

案例摘要:患者,女性,27岁,因"心悸、气短伴乏力半年"入院。查体:T 37 ℃,

P 110~126 次/min,R 20 次/min,BP 140/90 mmHg。辅助检查:三碘甲腺原氨酸(T_3)250 nmol/L,甲状腺素(T_4)10 nmol/L,促甲状腺素(TSH)0.01 mU/L。查体:双眼突出,瞬目减少,双眼辐辏不良,窦性心动过速,双手细颤,双下肢轻度凹陷性水肿。初步诊断为"甲亢,甲亢性心脏病"。

第一站:请完善该患者病史采集。

第二站:请为该患者进行最主要的体格检查。

第三站:请说出该患者需要进一步做的辅助检查。

第四站:请提出 3 个主要的护理诊断/问题。

【学习资源】

咽、扁桃体
检查

头颈部检查
思维导图

(黄翠婷　韦梅娟)

第四节　眼睛检查

学习目标

❖ **知识目标**

①阐明瞳孔对光反射检查的内容;②完成瞳孔对光反射、眼球运动、集合反射的检查。

☞重点:瞳孔对光反射的检查方法。

☞难点:瞳孔异常的辨别及临床意义。

❖ **能力目标**

①学会运用所学知识为患者进行眼睛检查;②通过检查能判断瞳孔变化的临床意义。

❖ **素质目标**

培养学生为患者进行眼睛检查时,做到耐心、细心,有爱心和责任心,体现护理人文关怀。

【案例与思考】

患者,男性,32 岁,因"意识不清 3 h"入院。近 7 天大量饮酒,既往有酗酒史。

思考:①该患者入院后出现昏迷,若需判断患者昏迷程度,最主要的体格检查项目是什么? ②如何检查?

【操作流程】

眼睛检查操作流程见图 2-4。

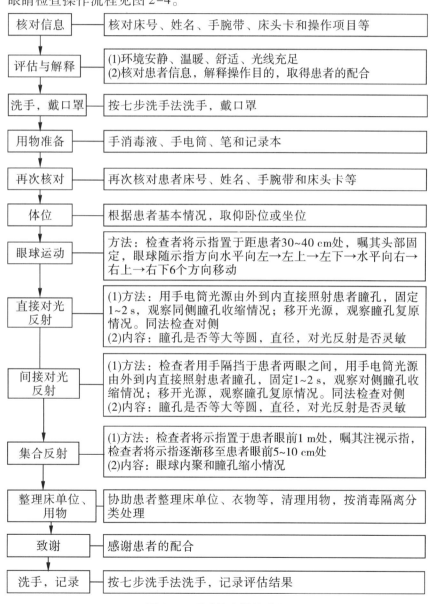

图 2-4　眼睛检查操作流程

【考核标准】

瞳孔对光反射评分标准见表2-10。

表2-10　瞳孔对光反射评分标准

程序	规范项目	得分	评分细则
操作前准备（10分）	1.仪表、着装、态度	2	一处不符合要求扣1分
	2.解释，取得患者的配合，核对患者信息	2	一处不符合要求扣1分
	3.环境整洁、舒适	2	一处不符合要求扣1分
	4.洗手、戴口罩	2	一处不符合要求扣1分
	5.用物准备	2	少一件或一件不符合要求扣1分
操作过程（50分）	1.直接对光反射	24	检查者站(坐)位适当(1分)，用手电筒光源由外到内直接照射患者瞳孔(3分)，固定1~2 s(2分)，观察同侧瞳孔收缩情况(2分)；移开光源(2分)，观察瞳孔复原情况(2分)。同法检查对侧(12分)
	2.间接对光反射	26	检查者用手隔挡于患者两眼之间(2分)，用手电筒光源由外到内直接照射患者瞳孔(3分)，固定1~2 s(2分)，观察对侧瞳孔收缩情况(2分)；移开光源(2分)，观察瞳孔复原情况(2分)。同法检查对侧(13分)
结果（10分）	汇报结果	10	双侧瞳孔是否等大等圆(3分)，直径为多少毫米(2~5 mm)(3分)，对光反射灵敏、迟钝还是消失(4分)
回答相关问题（20分）	略	20	略
操作后评价（10分）	1.整理床单位、致谢	2	一处不符合要求扣1分
	2.洗手、记录	2	一处不符合要求扣1分
	3.全过程稳、准、轻、快，操作规范	2	一处不符合要求扣1分
	4.语言通俗易懂，态度和蔼，沟通有效	2	未与患者沟通扣2分，态度、语言不符合要求或沟通无效扣1分，不关心、体贴患者扣2分
	5.操作时间：全程不超过5 min	2	时间每超过60 s扣1分
合计		100	

同步练习题

(一)单项选择题

A1 型题

1. 睑内翻见于(　　)
   A. 脑炎　　　　　　　　　　　　B. 沙眼
   C. 角膜炎　　　　　　　　　　　D. 睑缘炎
   E. 结膜炎

2. 双侧上睑下垂见于(　　)
   A. 蛛网膜下腔出血　　　　　　　B. 脑炎
   C. 重症肌无力　　　　　　　　　D. 脑脓肿
   E. 脑外伤

3. 一侧上睑下垂,眼球下陷,瞳孔缩小,同侧结膜充血及面部无汗,称为(　　)
   A. 唐氏综合征(Down syndrome)
   B. 耳畸形相关综合征(SHORT syndrome)
   C. 溶血肝细胞异常血小板减少综合征(HELLP syndrome)
   D. 霍纳综合征(Hormer syndrome)
   E. 吉泰尔曼综合征(Gitelman syndrome)

4. 单侧眼睑闭合障碍见于(　　)
   A. 甲亢　　　　　　　　　　　　B. 面神经麻痹
   C. 脑外伤　　　　　　　　　　　D. 眼神经麻痹
   E. 急性结膜炎

5. 眼睑水肿见于(　　)
   A. 贫血　　　　　　　　　　　　B. 黄疸
   C. 重症肌无力　　　　　　　　　D. 脱水
   E. 颅内压增高

6. 倒睫常见于(　　)
   A. 沙眼　　　　　　　　　　　　B. 角膜炎
   C. 结膜炎　　　　　　　　　　　D. 虹膜炎
   E. 泪腺炎

7. 结膜充血常见于(　　)
   A. 沙眼　　　　　　　　　　　　B. 结膜炎
   C. 视网膜炎　　　　　　　　　　D. 虹膜炎
   E. 泪腺炎

8.结膜发黄见于(　　　)
　　A.角膜炎　　　　　　　　　B.结膜炎
　　C.贫血　　　　　　　　　　D.黄疸
　　E.沙眼

9.结膜充血伴有分泌物见于(　　　)
　　A.感染性心内膜炎　　　　　B.高血压
　　C.急性结膜炎　　　　　　　D.动脉硬化
　　E.沙眼

10.大片结膜下出血见于(　　　)
　　A.感染性心内膜炎　　　　　B.高血压
　　C.急性结膜炎　　　　　　　D.肺性脑病
　　E.沙眼

11.球结膜水肿见于(　　　)
　　A.感染性心内膜炎　　　　　B.高血压
　　C.急性结膜炎　　　　　　　D.动脉硬化
　　E.重症水肿

12.检查眼球运动时,检查者示指与患者眼前的距离是(　　　)
　　A.10~20 cm　　　　　　　　B.20~30 cm
　　C.30~40 cm　　　　　　　　D.40~50 cm
　　E.50~60 cm

13.眼球运动检查指示方向正确的是(　　　)
　　A.左上→水平向左→左下→右上→水平向右→右下
　　B.水平向左→左上→左下→水平向右→右上→右下
　　C.左下→水平向左→左上→右下→水平向右→右上
　　D.水平向右→右上→右下→水平向左→左下→左上
　　E.水平向右→右上→右下→水平向左→左上→左下

14.双侧眼球突出常见于(　　　)
　　A.高血压　　　　　　　　　B.糖尿病
　　C.肾炎　　　　　　　　　　D.甲亢
　　E.甲减

15.甲亢常伴有的眼征,除外(　　　)
　　A.冯·格雷费征(von Graefe's sign)
　　B.施特尔瓦格征(Stellwag's sign)
　　C.默比乌斯征(Mobius' sign)
　　D.若弗鲁瓦征(Joffroy's sign)
　　E.库欣征(Cushing's sign)

16. 单侧眼球下陷见于（　　　）

    A. 严重脱水　　　　　　　　　　B. 霍纳综合征

    C. 眼部炎症　　　　　　　　　　D. 甲减

    E. 慢性消耗性疾病

17. 支配眼球运动的 3 对神经是（　　　）

    A. 动眼神经、滑车神经、迷走神经

    B. 动眼神经、三叉神经、外展神经

    C. 动眼神经、滑车神经、外展神经

    D. 动眼神经、滑车神经、舌咽神经

    E. 动眼神经、舌下神经、外展神经

18. 麻痹性斜视多见于（　　　）

    A. 颅脑外伤　　　　　　　　　　B. 耳源性眩晕

    C. 小脑疾病　　　　　　　　　　D. 严重脱水

    E. 慢性消耗性疾病

19. 自发性眼球震颤见于（　　　）

    A. 颅脑损伤　　　　　　　　　　B. 鼻咽癌

    C. 脑炎　　　　　　　　　　　　D. 小脑疾病

    E. 脑膜炎

20. 角膜色素环（Kayser-Fleischer rign）见于（　　　）

    A. 婴幼儿营养不良　　　　　　　B. 维生素 A 缺乏

    C. 肝豆状核变性　　　　　　　　D. 沙眼

    E. 虹膜水肿

21. 病理性巩膜黄染见于（　　　）

    A. 酒精性肝炎　　　　　　　　　B. 肾病综合征

    C. 脑外伤　　　　　　　　　　　D. 脑肿瘤

    E. 脑疝

22. 虹膜纹理模糊见于（　　　）

    A. 虹膜后粘连　　　　　　　　　B. 虹膜外伤

    C. 先天性虹膜缺损　　　　　　　D. 虹膜炎

    E. 虹膜黑色素瘤

23. 虹膜形态异常见于（　　　）

    A. 虹膜后粘连　　　　　　　　　B. 虹膜炎

    C. 虹膜水肿　　　　　　　　　　D. 虹膜萎缩

    E. 虹膜黑色素瘤

24. 正常瞳孔直径是（　　　）

    A. 1.0 ~ 4.0 mm　　　　　　　　B. 2.5 ~ 4.0 mm

    C. 3.0 ~ 6.0 mm　　　　　　　　D. 4.0 ~ 7.0 mm

    E. 5.0 ~ 8.0 mm

25. 瞳孔呈椭圆形见于(　　)

    A. 虹膜粘连　　　　　　　　　　B. 虹膜炎

    C. 有机磷农药中毒　　　　　　　D. 青光眼

    E. 脑外伤

26. 瞳孔扩大见于(　　)

    A. 虹膜炎　　　　　　　　　　　B. 有机磷农药中毒

    C. 外伤　　　　　　　　　　　　D. 眼内肿瘤

    E. 脑疝

27. 瞳孔对光反射迟钝或消失见于(　　)

    A. 颅内病变　　　　　　　　　　B. 濒死状态

    C. 昏迷　　　　　　　　　　　　D. 有机磷农药中毒

    E. 青光眼

28. 集合反射消失提示损害的神经是(　　)

    A. 滑车神经　　　　　　　　　　B. 动眼神经

    C. 外展神经　　　　　　　　　　D. 迷走神经

    E. 三叉神经

29. 视神经盘水肿见于(　　)

    A. 糖尿病　　　　　　　　　　　B. 高血压

    C. 慢性肾炎　　　　　　　　　　D. 颅内肿瘤

    E. 动脉硬化

A2 型题

1. 患者,男性,43 岁,因"突然剧烈头痛,伴恶心、呕吐 1 h"入院。查体:面色苍白,出冷汗,畏光,表情淡漠,单侧上眼睑下垂。该患者最可能的疾病是(　　)

    A. 脑水肿　　　　　　　　　　　B. 重症肌无力

    C. 蛛网膜下腔出血　　　　　　　D. 脑膜炎

    E. 甲亢

2. 患者,女性,55 岁,因"皮肤黏膜苍白伴疲乏无力 15 天"入院。查体:面色、口唇、结膜及甲床苍白,匙状甲。该患者最可能的疾病是(　　)

    A. 黄疸　　　　　　　　　　　　B. 缺铁性贫血

    C. 高原疾病　　　　　　　　　　D. 麻风病

    E. 支气管肺癌

3. 患者,女性,78 岁,因"剧烈呕吐、腹泻 3 天"入院。查体:口唇干燥,表情淡漠,双侧眼球凹陷。该患者最可能的疾病是(　　)

    A. 严重脱水　　　　　　　　　　B. 霍纳综合征

    C. 眼部炎症　　　　　　　　　　D. 甲减

    E. 脑肿瘤

4. 患者,男性,30 岁,因"恶心、呕吐、腹泻 2 h"入院。查体:意识模糊,双侧瞳孔缩小,双肺闻及湿啰音,肌肉震颤。该患者最可能的疾病是(　　)

  A. 虹膜炎　　　　　　　　　　B. 有机磷农药中毒

  C. 脑外伤　　　　　　　　　　D. 脑肿瘤

  E. 阿托品药物反应

5. 患者,男性,35 岁,因"高空坠落 2 h"入院。查体:深度昏迷,双侧瞳孔散大,伴对光反射消失,由此考虑该患者为(　　)

  A. 脑水肿　　　　　　　　　　B. 脑肿瘤

  C. 脑疝　　　　　　　　　　　D. 濒死状态

  E. 脑震荡

A3 型题

(1～3 题共用题干)

  患者,女性,45 岁,因"怕热、多汗、多食 3 月余"入院。查体:意识清楚,表情惊愕,双侧眼睑闭合障碍,伴眼球突出、眼裂增宽,少瞬目,易激动,兴奋不安。

1. 该患者面容属于(　　)

  A. 急性病容　　　　　　　　　B. 慢性病容

  C. 贫血面容　　　　　　　　　D. 肝病面容

  E. 甲亢面容

2. 该患者最可能的疾病是(　　)

  A. 贫血　　　　　　　　　　　B. 脑炎

  C. 甲亢　　　　　　　　　　　D. 颅内压增高

  E. 脑出血

3. 该患者目前首优的护理诊断/问题是(　　)

  A. 有受伤的危险　　　　　　　B. 营养失调:低于机体需要量

  C. 焦虑　　　　　　　　　　　D. 体液不足

  E. 知识缺乏

(4～6 题共用题干)

  患者,男性,50 岁,因"剧烈头痛伴恶心、呕吐 1 h"入院。患者 1 h 前无明显诱因突发剧烈头痛,呈阵发性加重,伴频繁恶心、呕吐。查体:T 37.0 ℃,P 60 次/min,R 12 次/min,BP 130/90 mmHg;躁动不安,双侧瞳孔大小不等。

4. 该患者最可能的疾病是(　　)

  A. 毛果芸香碱药物反应　　　　B. 青光眼

  C. 脑脓肿　　　　　　　　　　D. 脑炎

  E. 脑疝

5. 该患者可出现的阳性体征是(　　)

  A. 肌张力降低　　　　　　　　B. 腱反射减弱

  C. 脑膜刺激征　　　　　　　　D. 静止性震颤

  E. 齿轮样强直

6. 该患者目前首优的护理诊断/问题是(　　)

  A. 组织灌注不足　　　　　　　　B. 急性意识障碍

  C. 焦虑　　　　　　　　　　　　D. 体温过高

  E. 知识缺乏

(二)简答题

1. 简述正常瞳孔对光反射的特点。

2. 简述瞳孔大小异常和对光反射异常的临床意义。

(三)病例题

  患者,男性,50 岁,跌倒在路边且呼之不应,路人拨打"120"电话将其送至医院,未采集到患者既往病史。查体:T 36.5 ℃,P 90 次/min,R 24 次/min,BP 110/70 mmHg;中度昏迷,呼吸深快,有烂苹果味。

  问题:①该患者最主要的体格检查是什么?②该患者可能出现的阳性体征是什么?

(四)OSCE 案例

  案例摘要:患者,男性,32 岁,因"误服农药 5 h"由家人送入院。查体:T 36.8 ℃,P 135 次/min,R 24 次/min,BP 120/80 mmHg;昏迷状态,口唇发绀,肢端湿冷,呼吸困难,双肺呼吸音稍粗,闻及少量湿啰音。

  第一站:请完善该患者病史采集。

  第二站:请为该患者进行一项主要的体格检查。

  第三站:请说出该患者进一步需要做的辅助检查。

  第四站:请提出 3 个主要的护理诊断/问题。

【学习资源】

眼睛检查
思维导图

(周汉京)

第五节　胸肺评估

学习目标

❖　**知识目标**

①说出胸部视诊的内容;②说出肺部触诊的方法;③描述肺部的叩诊方法;④总结肺部听诊的方法。

☞重点:肺部听诊的方法及内容。

☞难点:①肺部的叩诊方法;②肺部异常呼吸音的产生机制。

❖　**能力目标**

①能准确地给患者进行肺部听诊;②通过体格检查能判断异常体征的临床意义。

❖　**素质目标**

培养学生为患者进行胸肺评估时,做到耐心、细心,有责任心和爱心,体现护理人文关怀。

【案例与思考】

患者,男性,70岁,反复咳嗽、咳痰、喘息20年余,再发加重20天入院。

思考:①作为当班护士,你认为该患者还需要做哪些体格检查? ②该患者进行胸肺评估会出现哪些阳性体征?

【操作流程】

胸肺评估操作流程见图2-5。

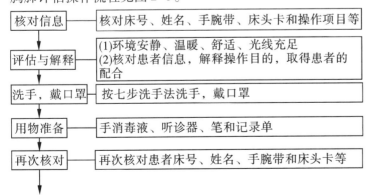

核对信息	核对床号、姓名、手腕带、床头卡和操作项目等
评估与解释	(1)环境安静、温暖、舒适、光线充足 (2)核对患者信息,解释操作目的,取得患者的配合
洗手,戴口罩	按七步洗手法洗手,戴口罩
用物准备	手消毒液、听诊器、笔和记录单
再次核对	再次核对患者床号、姓名、手腕带和床头卡等

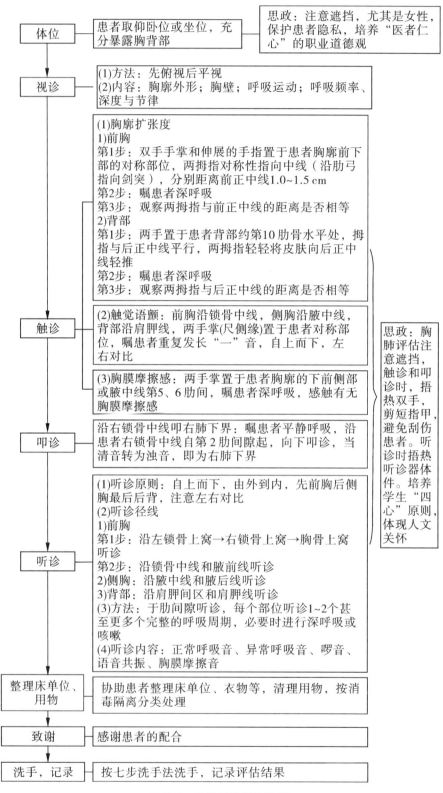

体位 → 患者取仰卧位或坐位，充分暴露胸背部

思政：注意遮挡，尤其是女性，保护患者隐私，培养"医者仁心"的职业道德观

视诊 → (1)方法：先俯视后平视
(2)内容：胸廓外形；胸壁；呼吸运动；呼吸频率、深度与节律

触诊 → (1)胸廓扩张度
1)前胸
第1步：双手手掌和伸展的手指置于患者胸廓前下部的对称部位，两拇指对称性指向中线（沿肋弓指向剑突），分别距离前正中线1.0~1.5 cm
第2步：嘱患者深呼吸
第3步：观察两拇指与前正中线的距离是否相等
2)背部
第1步：两手置于患者背部约第10肋骨水平处，拇指与后正中线平行，两拇指轻轻将皮肤向后正中线轻推
第2步：嘱患者深呼吸
第3步：观察两拇指与后正中线的距离是否相等

(2)触觉语颤：前胸沿锁骨中线，侧胸沿腋中线，背部沿肩胛线，两手掌（尺侧缘）置于患者对称部位，嘱患者重复发长"一"音，自上而下，左右对比

(3)胸膜摩擦感：两手掌置于患者胸廓的下前侧部或腋中线第5、6肋间，嘱患者深呼吸，感触有无胸膜摩擦感

叩诊 → 沿右锁骨中线叩右肺下界：嘱患者平静呼吸，沿患者右锁骨中线自第2肋间隙起，向下叩诊，当清音转为浊音，即为右肺下界

听诊 → (1)听诊原则：自上而下，由外到内，先前胸后侧胸最后后背，注意左右对比
(2)听诊径线
1)前胸
第1步：沿左锁骨上窝→右锁骨上窝→胸骨上窝听诊
第2步：沿锁骨中线和腋前线听诊
2)侧胸：沿腋中线和腋后线听诊
3)背部：沿肩胛间区和肩胛线听诊
(3)方法：于肋间隙听诊，每个部位听诊1~2个甚至更多个完整的呼吸周期，必要时进行深呼吸或咳嗽
(4)听诊内容：正常呼吸音、异常呼吸音、啰音、语音共振、胸膜摩擦音

思政：胸肺评估注意遮挡，触诊和叩诊时，捂热双手、剪短指甲，避免刮伤患者。听诊时捂热听诊器体件。培养学生"四心"原则，体现人文关怀

整理床单位、用物 → 协助患者整理床单位、衣物等，清理用物，按消毒隔离分类处理

致谢 → 感谢患者的配合

洗手，记录 → 按七步洗手法洗手，记录评估结果

图2-5　胸肺评估操作流程

【考核标准】

肺和胸膜触诊评分标准见表2-11;全肺听诊评分标准见表2-12。

表2-11 肺和胸膜触诊评分标准

程序	规范项目	得分	评分细则
操作前准备 (10分)	1.仪表、着装、态度	2	一处不符合要求扣1分
	2.解释,取得患者的配合;核对患者信息	2	一处不符合要求扣1分
	3.环境整洁、舒适	2	一处不符合要求扣1分
	4.洗手,戴口罩	4	一处不符合要求扣2分
操作过程 (48分)	1.体位	5	嘱患者取仰卧位或坐位(3分),充分暴露胸背部(2分)
	2.触诊胸廓扩张度	18	(1)前胸:将两手掌平放于患者胸廓前下部的对称部位,左右拇指分别沿患者两侧肋缘指向剑突,手掌和其余4指伸展置于患者前胸侧壁,嘱其深呼吸,仔细观察和比较两拇指与前正中线的距离是否相等(9分) (2)背部:将两手对称地平置于患者背部第10肋骨水平,拇指与后正中线平行,并将两侧皮肤向后正中线轻推。嘱患者深呼吸,仔细观察和比较两拇指与后正中线的距离是否相等(9分)
	3.触觉语颤	20	将两手掌或手掌尺侧缘轻放于患者胸壁两侧的对称部位(4分),嘱患者用同等的强度重复发长"一"音(4分),从上到下(4分),先前胸后侧胸再到背部(4分),比较两侧对应部位语音震颤是否对称,有无增强或减弱(4分)
	4.胸膜摩擦感	5	将手掌平放于患者胸廓的下前侧部或腋中线第5、6肋间,嘱患者深呼吸,感受有无皮革相互摩擦的感觉(5分)
结果 (12分)	汇报结果	12	有无胸廓扩张度异常(8分),语音震颤有无异常(2分),有无胸膜摩擦感(2分)
回答相关问题 (20分)	略	20	略
操作后评价 (10分)	1.整理床单位、致谢	2	一处不符合要求扣1分
	2.洗手、记录	2	一处不符合要求扣1分
	3.全过程稳、准、轻、快,操作规范	2	一处不符合要求扣1分
	4.语言通俗易懂,态度和蔼,沟通有效	2	未与患者沟通扣2分,态度、语言不符合要求或沟通无效扣1分,不关心、体贴患者扣2分
	5.操作时间:全程不超过5 min	2	时间每超过60 s扣1分
合计		100	

表 2-12　全肺听诊评分标准

程序	规范项目	得分	评分细则
操作前准备 （10分）	1.仪表、着装、态度	2	一处不符合要求扣1分
	2.解释,取得患者的配合; 核对患者信息	2	一处不符合要求扣1分
	3.环境整洁、舒适	2	一处不符合要求扣1分
	4.洗手、戴口罩	2	一处不符合要求扣1分
	5.用物准备	2	少一件或一件不符合要求扣1分
操作过程 （50分）	1.患者体位	4	嘱患者取仰卧位或坐位（2分）,充分暴露胸背部,做均匀张口呼吸（2分）
	2.检查方法	46	（1）听诊原则:自上而下（3分）,先对侧到近侧（3分）,先前胸到侧胸再到背部（2分）,注意左右对比（2分） （2）前胸:自肺尖开始（左锁骨上窝→右锁骨上窝→胸骨上窝）（6分）,沿锁骨中线听诊（10分） （3）侧胸:沿腋中线听诊（自腋窝向下）（10分） （4）背部:沿肩胛间区和肩胛线听诊,避开肩胛骨（肩胛上区→肩胛间区→肩胛下区）（10分）
结果 （9分）	汇报结果	9	该患者呼吸音是否正常（3分）,有无异常呼吸音（3分）,有无啰音（3分）
回答相关问题 （21分）	略	21	略
操作后评价 （10分）	1.整理床单位、致谢	2	一处不符合要求扣1分
	2.洗手、记录	2	一处不符合要求扣1分
	3.全过程稳、准、轻、快,操作规范	2	一处不符合要求扣1分
	4.语言通俗易懂,态度和蔼,沟通有效	2	未与患者沟通扣2分,态度、语言不符合要求或沟通无效扣1分,不关心、体贴患者扣2分
	5.操作时间:全程不超过5 min	2	时间每超过60 s扣1分
合计		100	

同步练习题

（一）单项选择题

A1 型题

1. Louis 角是指(　　　　)

A.腹上角

B.胸骨下角

C.胸骨角

D.胸骨柄

E.胸骨体

2.判断体型的标志是(　　)

　　A.胸骨角　　　　　　　　　　B.剑突

　　C.腹上角　　　　　　　　　　D.肩胛骨

　　E.肋脊角

3.腹上角的正常角度为(　　)

　　A.60°～90°　　　　　　　　B.60°～100°

　　C.70°～90°　　　　　　　　D.70°～100°

　　E.70°～110°

4.前胸计数肋骨和肋间隙的重要标志是(　　)

　　A.剑突　　　　　　　　　　　B.腹上角

　　C.肩胛下角　　　　　　　　　D.胸骨角

　　E.第7颈椎棘突

5.识别和计数胸椎的标志是(　　)

　　A.第1颈椎棘突　　　　　　　B.第5颈椎棘突

　　C.第6颈椎棘突　　　　　　　D.第7颈椎棘突

　　E.第4胸椎棘突

6.肩胛下角平齐于(　　)

　　A.第5或第6肋骨　　　　　　B.第6或第7肋骨

　　C.第7或第8肋骨　　　　　　D.第8或第9肋骨

　　E.第11或第12肋骨

7.后胸计数肋骨的重要标志是(　　)

　　A.胸骨角　　　　　　　　　　B.腹上角

　　C.第7颈椎棘突　　　　　　　D.肩胛下角

　　E.肋脊角

8.肋脊角前方为(　　)

　　A.肾　　　　　　　　　　　　B.膀胱

　　C.肝　　　　　　　　　　　　D.脾

　　E.胰腺

9.三凹征是指(　　)

　　A.吸气时,胸骨上窝、锁骨下窝、肋间隙向内凹陷

　　B.呼气时,胸骨上窝、锁骨上窝、肋间隙向内凹陷

　　C.吸气时,胸骨上窝、腹上角、肋间隙向内凹陷

　　D.呼气时,胸骨上窝、腹部、肋间隙向内凹陷

　　E.吸气时,腹上角、肋间隙、锁骨上窝凹陷

10.正常情况下,下列哪个部位不能闻及支气管呼吸音(　　)

　　A.喉部　　　　　　　　　　　B.胸骨上窝

　　C.肩胛下部　　　　　　　　　D.背部第6、7颈椎处

E. 第 1、2 胸椎附近

11. 正常成年人胸廓前后径∶左右径约为(　　　)

A. 1∶1.5　　　　　　　　　　B. 1∶2

C. 2∶3　　　　　　　　　　　D. 1∶1

E. 3∶2

12. 扁平胸常见于(　　　)

A. 小儿　　　　　　　　　　　B. 老年人

C. 肥胖者　　　　　　　　　　D. 瘦高者

E. 妇女

13. 桶状胸常见于(　　　)

A. 肺结核　　　　　　　　　　B. 肿瘤晚期

C. 慢性阻塞性肺疾病　　　　　D. 肺不张

E. 胸腔积液

14. 不属于佝偻病所致胸廓改变的是(　　　)

A. 鸡胸　　　　　　　　　　　B. 漏斗胸

C. 肋骨串珠　　　　　　　　　D. 肋膈沟

E. 扁平胸

15. 胸肺视诊的内容,除外(　　　)

A. 胸壁静脉　　　　　　　　　B. 呼吸运动

C. 胸廓外形　　　　　　　　　D. 胸壁皮肤

E. 胸壁压痛

16. 肋间隙膨隆,见于(　　　)

A. 肺不张　　　　　　　　　　B. 大量胸腔积液

C. 肺纤维化　　　　　　　　　D. 广泛胸膜粘连

E. 重症肺结核

17. 腹式呼吸减弱而胸式呼吸增强,见于(　　　)

A. 肺气肿　　　　　　　　　　B. 肺不张

C. 肺炎　　　　　　　　　　　D. 气胸

E. 腹膜炎

18. 胸式呼吸减弱而腹式呼吸增强,见于(　　　)

A. 腹膜炎　　　　　　　　　　B. 大量腹腔积液

C. 腹腔巨大肿瘤　　　　　　　D. 胸膜炎

E. 肝脾大

19. 呼吸运动减弱或消失,见于(　　　)

A. 肺实变　　　　　　　　　　B. 酸中毒

C. 贫血　　　　　　　　　　　D. 甲亢

E. 发热

20. 正常成人静息状态下呼吸频率为(　　　)

A. 20 次/min

B. 12 ~ 20 次/min

C. 16 ~ 20 次/min

D. <24 次/min

E. 16 ~ 18 次/min

21. 正常成人男性和儿童呼吸运动多为( )

A. 胸式呼吸

B. 腹式呼吸

C. 三凹征

D. 呼吸过速

E. 库斯莫尔(Kussmaul)呼吸

22. 呼吸频率增快,常见于( )

A. 贫血

B. 脑膜炎

C. 休克

D. 昏迷

E. 颅内压增高

23. 呼吸频率减慢,常见于( )

A. 贫血

B. 发热

C. 酸中毒

D. 胸膜增厚

E. 颅内压增高

24. 呼吸浅快,常见于( )

A. 剧烈运动

B. 情绪激动

C. 癔症

D. 肺炎

E. 过度紧张

25. 呼吸深快,常见于( )

A. 尿毒症

B. 肺炎

C. 胸膜炎

D. 代谢性酸中毒

E. 剧烈运动

26. 库斯莫尔(Kussmaul)呼吸是指( )

A. 剧烈运动,呼吸深快

B. 酮症酸中毒深长呼吸

C. 呼吸衰竭潮式呼吸

D. 巴比妥中毒间停呼吸

E. 叹气样呼吸

27. 潮式呼吸的特点是( )

A. 呼吸深大且节律规整

B. 呼吸由浅慢逐渐变得深快,再由深快转为浅慢,随之出现一段呼吸暂停,周而复始

C. 经过一段规律呼吸后,突然出现时间长短不一的呼吸暂停,然后又开始规则呼吸,如此周而复始

D. 患者表情痛苦,呼吸较正常浅而快

E. 在一段正常呼吸节律中出现一次深大呼吸,常伴有叹气声

28. 提示病情严重的呼吸类型是( )

A. 库斯莫尔呼吸

B. 潮式呼吸

C. 间停呼吸

D. 抑制性呼吸

E. 叹气样呼吸

29. 患者出现潮式呼吸最主要的原因为(　　　)

    A. 各种原因所导致的呼吸中枢兴奋性降低

    B. 腹部外伤后呼吸受抑制

    C. 胸腔积液时呼吸受抑制

    D. 大量腹腔积液时呼吸受抑制

    E. 严重神经衰弱

30. 一侧胸廓扩张度降低,常见于(　　　)

    A. 双侧胸膜增厚　　　　　　　　B. 肺气肿

    C. 代谢性酸中毒　　　　　　　　D. 对侧肺不张

    E. 同侧肺不张

31. 一侧胸廓扩张度增加,见于(　　　)

    A. 同侧肺不张　　　　　　　　　B. 对侧肺不张

    C. 肺气肿　　　　　　　　　　　D. 双侧胸膜增厚

    E. 慢性阻塞性肺疾病

32. 语音震颤减弱,见于(　　　)

    A. 大叶性肺炎实变期　　　　　　B. 肺梗死

    C. 肺脓肿　　　　　　　　　　　D. 气胸

    E. 空洞型肺结核

33. 胸膜摩擦音的听诊特点是(　　　)

    A. 呼气末或吸气初明显　　　　　B. 屏气时明显

    C. 屏气时消失　　　　　　　　　D. 腋前线明显

    E. 深呼吸时强度可减轻

34. 正常肺部叩诊呈(　　　)

    A. 过清音　　　　　　　　　　　B. 清音

    C. 浊音　　　　　　　　　　　　D. 鼓音

    E. 实音

35. 正常人右锁骨中线第5肋间叩诊呈(　　　)

    A. 过清音　　　　　　　　　　　B. 清音

    C. 浊音　　　　　　　　　　　　D. 鼓音

    E. 实音

36. 正常人右锁骨中线第6肋间叩诊呈(　　　)

    A. 过清音　　　　　　　　　　　B. 清音

    C. 浊音　　　　　　　　　　　　D. 鼓音

    E. 实音

37. 正常人胃泡区叩诊呈(　　　)

    A. 过清音　　　　　　　　　　　B. 清音

    C. 浊音　　　　　　　　　　　　D. 鼓音

E. 实音

38. 少量胸腔积液患者叩诊呈(　　)
A. 过清音
B. 清音
C. 浊音
D. 鼓音
E. 实音

39. 正常肺尖的宽度为(　　)
A. 1～3 cm
B. 2～4 cm
C. 3～5 cm
D. 4～6 cm
E. 5～7 cm

40. 两肺前界浊音区缩小,见于(　　)
A. 心肌肥大
B. 心包积液
C. 主动脉瘤
D. 慢性阻塞性肺疾病
E. 肺结核

41. 正常人平静呼吸时,肺下界分别位于锁骨中线、腋中线、肩胛线的(　　)
A. 第2、4、6肋间
B. 第5、7、9肋间
C. 第6、8、10肋间
D. 第7、9、11肋间
E. 第8、10、12肋间

42. 肺下界上移,见于(　　)
A. 腹腔内脏下垂
B. 肺气肿
C. 慢性阻塞性肺疾病
D. 肺淤血
E. 肺不张

43. 正常肺下界移动范围是(　　)
A. 3～5 cm
B. 4～6 cm
C. 5～7 cm
D. 6～8 cm
E. 7～9 cm

44. 肺下界移动范围缩小,见于(　　)
A. 大量胸腔积气
B. 大量胸腔积液
C. 膈神经麻痹
D. 肺气肿
E. 广泛胸膜粘连

45. 正常支气管呼吸音的特点是(　　)
A. 性质柔和
B. 音响较强、音调较高
C. 音响强、音调高
D. 类似"fu"音
E. 时相较短

46. 双侧肺泡呼吸音增强见于(　　)
A. 气胸
B. 肺炎
C. 胸腔积液
D. 酸中毒
E. 慢性阻塞性肺疾病

47. 一侧肺泡呼吸音增强,见于(　　)

A.大量胸腔积液 　　　　　　B.发热

C.酸中毒 　　　　　　D.贫血

E.慢性阻塞性肺疾病

48.肺泡呼吸音减弱或消失,见于(　　　)

A.肺结核 　　　　　　B.肺肿瘤

C.酸中毒 　　　　　　D.慢性阻塞性肺疾病

E.代谢亢进

49.断续性呼吸音,见于(　　　)

A.肺结核 　　　　　　B.肺肿瘤

C.胸腔积液 　　　　　　D.慢性阻塞性肺疾病

E.代谢亢进

50.粗糙性呼吸音,见于(　　　)

A.肺结核 　　　　　　B.支气管哮喘

C.气胸 　　　　　　D.慢性阻塞性肺疾病

E.肺炎

51.呼气音延长,见于(　　　)

A.支气管哮喘 　　　　　　B.胸腔积液

C.胸腔积气 　　　　　　D.膈肌麻痹

E.肺梗死

52.异常支气管肺泡呼吸音,常见于(　　　)

A.肺梗死 　　　　　　B.肺结核空洞

C.支气管肺炎 　　　　　　D.肺脓肿空洞

E.慢性阻塞性肺疾病

53.下列属于湿啰音的是(　　　)

A.飞箭音 　　　　　　B.哨笛音

C.哮鸣音 　　　　　　D.捻发音

E.鼾音

54.支气管扩张时肺部可闻及(　　　)

A.大水泡音 　　　　　　B.中水泡音

C.小水泡音 　　　　　　D.捻发音

E.哮鸣音

55.支气管肺癌患者肺部可闻及(　　　)

A.粗湿啰音 　　　　　　B.中湿啰音

C.细湿啰音 　　　　　　D.弥漫性干啰音

E.局限性干啰音

A2 型题

1.患者,男性,73 岁,因"咳嗽、咳痰 8 年"入院。查体:肋间隙增宽、饱满,胸廓前后径等于左右径。该患者的胸廓外形呈(　　　)

A.鸡胸

B.漏斗胸

C.桶状胸

D.扁平胸

E.佝偻病胸

2.患者,男性,57岁,因"胸闷、气短、喘憋3天"入院。查体:胸壁静脉曲张,血流方向自上而下,提示(　　)

A.大隐静脉阻塞

B.门静脉阻塞

C.上腔静脉阻塞

D.下腔静脉阻塞

E.胸壁静脉阻塞

3.患者,女性,50岁,因"胸闷、烦躁2天"入院,呼吸节律如下图所示。该患者的呼吸节律是(　　)

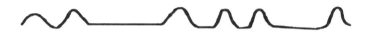

A.库斯莫尔呼吸

B.潮式呼吸

C.抑制性呼吸

D.叹气样呼吸

E.比奥呼吸

4.患者,男性,43岁,因"急性中毒2 h"入院,呼吸节律如下图所示。该患者的呼吸节律是(　　)

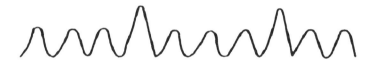

A.间停呼吸

B.潮式呼吸

C.抑制性呼吸

D.叹气样呼吸

E.比奥呼吸

5.患者,男性,70岁,因"胸闷、气喘5年,加重2天"入院,双侧胸廓扩张度降低,见于(　　)

A.大量腹腔积液

B.急性腹膜炎

C.肺气肿

D.发热

E.剧烈运动

6.患者,男性,50岁,因"畏寒、发热、胸痛5天"入院。查体:语音震颤增强,见于(　　)

A.肺脓肿

B.肺气肿

C.大量胸腔积液

D.气胸

E.阻塞性肺不张

7.患者,男性,75岁,因"胸闷、气急、呼吸困难2天"入院。查体:气管右移,右侧语音震颤消失,呼吸音消失,见于(　　)

A.左侧气胸

B.左侧胸腔积液

C. 右侧肺不张   D. 大叶性肺炎

E. 肺气肿

8. 患者,男性,65岁,因"胸痛、发热、咳嗽3天"入院,于胸廓的下前侧部触及胸膜摩擦感,见于( )

   A. 急性心肌梗死   B. 急性胸膜炎

   C. 急性心包炎   D. 急性肺栓塞

   E. 急性支气管肺炎

9. 患者,男性,80岁,因"慢性咳嗽、咳痰15年,气短2天"入院,桶状胸,肋间隙饱满,叩诊呈过清音,见于( )

   A. 支气管哮喘   B. 肺炎

   C. 慢性支气管炎   D. 慢性阻塞性肺疾病

   E. 肺淤血

10. 患者,男性,50岁,因"气喘、呼吸困难15天"入院。查体:肺下界移动范围消失,见于( )

   A. 肺不张   B. 肺气肿

   C. 肺纤维化   D. 大量胸腔积液

   E. 肺水肿

11. 患者,男性,68岁,因"胸闷、气促3天"入院。查体:胸廓膨隆,叩诊过清音,呼气音延长,两肺布满干啰音,见于( )

   A. 肺结核   B. 肺脓肿

   C. 肺炎   D. 支气管哮喘

   E. 肺癌

12. 患者,男性,51岁,因"急性呼吸困难1 h"入院。查体:双肺布满湿啰音,见于( )

   A. 急性肺水肿   B. 两肺广泛炎症

   C. 支气管扩张   D. 支气管哮喘

   E. 慢性阻塞性肺疾病

13. 患者,男性,32岁,因"呼吸困难3 h"入院。查体:两肺底闻及湿啰音,见于( )

   A. 支气管炎   B. 肺淤血

   C. 支气管扩张   D. 支气管哮喘

   E. 肺结核

A3 型题

(1~3题共用题干)

患者,男性,35岁,突然昏迷1 h入院。患者入院时意识不清,呼之不应,无呕吐、抽搐、大小便失禁等症状。查体:T 36.0 ℃,P 70 次/min,R 12 次/min,BP 68/50 mmHg;呼之无应答,压眶反应弱,双侧瞳孔等大等圆,直径为2 mm;呼吸节律如下图所示。

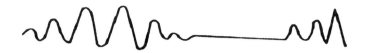

1. 该患者的呼吸节律是（   ）
   A. 间停呼吸   B. 潮式呼吸
   C. 抑制性呼吸   D. 叹气样呼吸
   E. 比奥呼吸

2. 该呼吸类型常见于（   ）
   A. 神经衰弱   B. 酸中毒
   C. 休克   D. 脑出血
   E. 疼痛

3. 该患者目前首优的护理诊断/问题是（   ）
   A. 体温过高   B. 焦虑
   C. 急性意识障碍   D. 睡眠型态紊乱
   E. 潜在并发症:感染

（4～6题共用题干）

患者,男性,60岁,因"寒战、高热,伴咳嗽、咳痰2天"入院。患者2天前淋雨后出现寒战、高热,体温高达40℃,伴咳嗽、咳少量黏液痰。查体:T 39.5℃,P 90次/min,R 20次/min,BP 100/80 mmHg。X射线检查:双肺炎性浸润,呈片状影。初步诊断为"肺炎球菌肺炎"。

4. 该患者目前首优的护理诊断/问题是（   ）
   A. 清理呼吸道无效   B. 气体交换受损
   C. 体温过高   D. 营养失调:低于机体需要量
   E. 恐惧

5. 该患者肺部叩诊呈（   ）
   A. 清音   B. 过清音
   C. 浊音   D. 鼓音
   E. 空瓮音

6. 该患者可能出现的阳性体征是（   ）
   A. 湿啰音   B. 干啰音
   C. 触觉语颤减弱   D. 胸膜摩擦音
   E. 桶状胸

（7～9题共用题干）

患者,女性,36岁,因"咳嗽、咳痰、午后低热半年,胸痛1个月"入院。半年前患者受凉后出现咳嗽、咳少量黏痰,无咯血,午后常发热;1个月前出现胸痛,呈针刺样。查体:T 37.8℃,P 88次/min,R 20次/min,BP 96/78 mmHg;消瘦,慢性病容,浅表淋巴结无肿大。晨痰涂片:抗酸染色阳性。

7. 该患者胸部叩诊呈(　　)

    A. 清音　　　　　　　　　　　　B. 浊音

    C. 空瓮音　　　　　　　　　　　D. 鼓音

    E. 过清音

8. 该患者可出现的阳性体征是(　　)

    A. 桶状胸　　　　　　　　　　　B. 过清音

    C. 触觉语颤减弱　　　　　　　　D. 呼吸音增强

    E. 湿啰音

9. 该患者目前首优的护理诊断/问题是(　　)

    A. 体温过高　　　　　　　　　　B. 焦虑

    C. 清理呼吸道无效　　　　　　　D. 睡眠型态紊乱

    E. 营养失调:低于机体需要量

(10～12 题共用题干)

患者,男性,70 岁,因"慢性咳嗽、咳痰 20 年,伴进行性呼吸困难 5 天"入院。20 年前无明显诱因出现咳嗽、咳痰,呈白色黏液痰;5 天前受凉后症状加重,伴进行性呼吸困难。查体:T 37.5 ℃,P 78 次/min,R 18 次/min,BP 120/90 mmHg;意识清楚,呼吸费力,气管居中,呈桶状胸;心浊音界缩小,律齐,各瓣膜无杂音。既往有 30 年余吸烟史。

10. 该患者最可能的疾病是(　　)

    A. 支气管哮喘　　　　　　　　　B. 肺气肿

    C. 慢性阻塞性肺疾病　　　　　　D. 慢性支气管炎

    E. 大量胸腔积液

11. 该患者可出现的阳性体征是(　　)

    A. 触觉语颤增强　　　　　　　　B. 肺下界上移

    C. 胸膜摩擦音　　　　　　　　　D. 呼吸音延长

    E. 喘鸣音

12. 该患者目前首优的护理诊断/问题是(　　)

    A. 体温过高　　　　　　　　　　B. 焦虑

    C. 清理呼吸道无效　　　　　　　D. 活动无耐力

    E. 气体交换受损

(13～15 题共用题干)

患者,女性,28 岁,因"胸闷、气短 10 天"入院。查体:右侧胸廓饱满,呼吸运动减弱,触觉语颤消失,呼吸音消失,气管向左侧移位。

13. 该患者最可能的疾病是(　　)

    A. 左侧大叶性肺炎　　　　　　　B. 右侧大叶性肺炎

    C. 左侧大量胸腔积液　　　　　　D. 右侧大量胸腔积液

    E. 右侧肺纤维化

14. 该患者肺部叩诊呈(　　)

    A. 过清音　　　　　　　　　　　B. 清音

C. 浊音

D. 鼓音

E. 实音

15. 该患者最宜采取的体位是( )

    A. 端坐位

    B. 左侧卧位

    C. 右侧卧位

    D. 辗转体位

    E. 角弓反张位

(16~18 题共用题干)

患者,男性,27 岁。15 天前着凉后出现发热,T 38.5 ℃,咳嗽,无痰,伴全身酸痛、乏力,口服感冒药无效。3 d 前病情加重,进食后牙龈出血。病后精神、食欲、睡眠欠佳,大小便正常,体重无明显改变。查体:T 38.2 ℃,P 90 次/min,R 18 次/min,BP 110/80 mmHg。血红蛋白 70 g/L,网织红细胞 0.5%,白细胞计数 5.0×10⁹/L,原幼细胞百分比 25%,血小板计数 20×10⁹/L。初步诊断为"急性白血病、肺部感染"。

16. 该患者最佳的主诉是( )

    A. 发热 15 天,加重 3 天

    B. 发热、咳嗽 15 天,加重伴牙龈出血 3 天

    C. 发热、咳嗽伴全身酸痛、乏力 15 天

    D. 牙龈出血 3 天

    E. 发热、咳嗽、牙龈出血

17. 该患者贫血程度是( )

    A. 轻度

    B. 中度

    C. 重度

    D. 极重度

    E. 特重度

18. 该患者可出现的阳性体征是( )

    A. 胸骨压痛

    B. 触觉语颤减弱

    C. 胸膜摩擦音

    D. 呼气音延长

    E. 干啰音

(19~21 题共用题干)

患者,男性,85 岁,因"胸痛、呼吸困难 1 h"入院。患者 1 h 前剧烈咳嗽后出现右侧胸尖锐性疼痛,伴呼吸困难。查体:T 36.5 ℃,P 130 次/min,R 36 次/min,BP 70/50 mmHg;意识清楚,痛苦面容,呼吸急促,口唇发绀,颈静脉怒张(-),右侧胸廓饱满。既往有慢性阻塞性肺疾病 30 年余。初步诊断为"自发性气胸"。

19. 该患者右侧胸部叩诊呈( )

    A. 过清音

    B. 清音

    C. 浊音

    D. 鼓音

    E. 实音

20. 该患者阳性体征除外( )

    A. 气管左移

    B. 触觉语颤减弱

    C. 肺下界上移

    D. 肺下界移动范围消失

    E. 心浊音界消失

21. 该患者目前首优的护理诊断/问题是( )

A. 体温过高　　　　　　　　　B. 疼痛：胸痛

C. 清理呼吸道无效　　　　　　D. 活动无耐力

E. 焦虑

（二）简答题

1. 简述正常呼吸音的种类和分布。

2. 简述干、湿啰音的听诊特点及临床意义。

3. 简述胸廓扩张度异常的临床意义。

（三）病例题

患者，男性，70 岁，因"反复咳嗽、咳痰 10 年，伴气喘 7 年，受凉后再发 3 天"入院。查体：T 37 ℃，P 100 次/min，R 30 次/min，BP 140/90 mmHg。血气分析结果：动脉血氧分压（PaO_2）40 mmHg，动脉血二氧化碳分压（$PaCO_2$）60 mmHg，pH 值 7.30。

问题：①该患者最主要的体格检查是什么？②该患者可能出现的阳性体征是什么？

（四）OSCE 案例

案例摘要：患者，男性，75 岁，因"反复咳嗽、咳痰 15 年，气促 3 年，加重 3 天"入院。查体：T 37.8 ℃，P 110 次/min，R 28 次/min，BP 130/70 mmHg；意识清醒，床边端坐位，球结膜无明显充血，口唇干燥，唇舌及肢端发绀，颈静脉充盈，气管居中；心前区无隆起，心尖搏动位置正常，心律齐，无杂音，双下肢无水肿。初步诊断为"慢性阻塞性肺疾病"。

第一站：请完善该患者病史采集。

第二站：请为该患者进行一项最主要的体格检查。

第三站：请说出该患者进一步需要做的辅助检查。

第四站：请提出 3 个主要的护理诊断/问题。

【学习资源】

胸肺评估　　　　胸廓和肺检查
　　　　　　　　思维导图

（农彩梅　黄亿元）

第六节　乳房检查

❖ **知识目标**

①说出乳房视诊的内容;②完成乳房触诊。

☞重点:乳房触诊的方法。

☞难点:异常乳房的临床意义。

❖ **能力目标**

①学会运用所学知识给患者进行乳房检查;②通过乳房检查能判断异常体征的临床意义。

❖ **素质目标**

培养学生为患者进行乳房检查时,注意保暖、遮挡,保护患者隐私,体现尊重患者、关爱患者的精神。

【案例与思考】

患者,女性,45 岁,因"左乳肿块 3 月余"入院。患者 3 个月前发现左乳外上象限有一肿块,呈进行性增大,伴局部胀痛,无寒战、发热,无乳头溢液等症状。查体:意识清醒,精神萎靡,T 36.7 ℃,P 80 次/min,R 20 次/min,BP 120/80 mmHg。病理显示:左乳浸润性癌。

思考:①该患者最重要的体格检查是什么? ②如何检查?

【操作流程】

乳房检查操作流程见图 2-6。

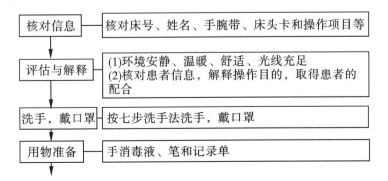

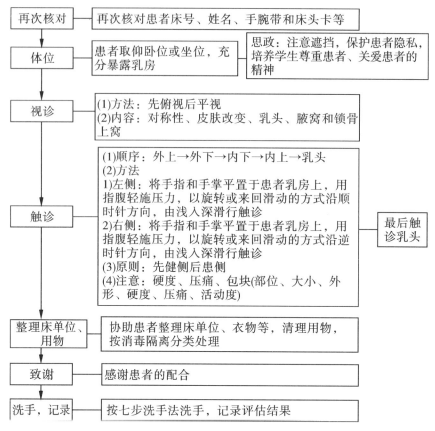

图2-6　乳房检查操作流程

【考核标准】

乳房触诊评分标准见表2-13。

表2-13　乳房触诊评分标准

程序	规范项目	得分	评分细则
操作前准备 （10分）	1.仪表、着装、态度	2	一处不符合要求扣1分
	2.解释，取得患者的配合；核对患者信息	2	一处不符合要求扣1分
	3.环境整洁、舒适	2	一处不符合要求扣1分
	4.洗手，戴口罩	4	一处不符合要求扣2分
操作过程 （48分）	1.体位	4	嘱患者取坐位（仰卧位）（2分），充分暴露乳房（2分）
	2.方法	44	将手指和手掌平置于患者乳房上（2分），指腹以中等力度（3分），按外上→外下→内下→内上的顺序（8分），由浅入深滑行触诊（5分），最后检查乳头（4分）。以同样方法检查对侧（22分）

续表2-13

程序	规范项目	得分	评分细则
结果 (12分)	汇报结果	12	汇报内容包括检查部位、大小、外形、硬度、活动度及有无压痛
回答相关问题 (20分)	略	20	略
操作后评价 (10分)	1.整理床单位、致谢	2	一处不符合要求扣1分
	2.洗手、记录	2	一处不符合要求扣1分
	3.全过程稳、准、轻、快,操作规范	2	一处不符合要求扣1分
	4.语言通俗易懂,态度和蔼,沟通有效	2	未与患者沟通扣2分;态度、语言不符合要求或沟通无效扣1分,不关心、体贴患者扣1分
	5.操作时间:全程不超过5 min	2	时间每超过60 s扣1分
合计		100	

同步练习题

(一) 单项选择题

A1 型题

1. 正常成人男性乳头位于(　　)
    A. 双侧锁骨中线第3肋间　　　　B. 双侧锁骨中线第4肋间
    C. 双侧胸骨旁线第4肋间　　　　D. 双侧锁骨中线第5肋间
    E. 双侧胸骨旁线第5肋间

2. 乳房视诊的内容,除外(　　)
    A. 对称性　　　　　　　　　　　B. 乳房皮肤
    C. 乳头　　　　　　　　　　　　D. 乳房韧带
    E. 腋窝和锁骨上窝

3. 乳房局部皮肤呈"橘皮"或"猪皮"样,见于(　　)
    A. 乳头状瘤　　　　　　　　　　B. 乳腺癌
    C. 乳管炎　　　　　　　　　　　D. 乳腺炎
    E. 乳房畸形

4. 乳腺癌晚期的典型表现是(　　)
    A. 乳房水肿　　　　　　　　　　B. 乳房肿块
    C. 乳房胀痛　　　　　　　　　　D. 乳头溢乳
    E. 乳房溃疡

5. 下列乳房触诊顺序,正确的是(　　)
    A. 外上→内上→内下→外下→乳头　　B. 外上→外下→乳头→内下→内上
    C. 外上→外下→内下→内上→乳头　　D. 内上→内下→外下→外上→乳头

E. 内上→内下→乳头→外下→外上

6. 下列关于乳房触诊的描述,正确的是(　　)

A. 先患侧后健侧　　　　　　　　B. 取坐位,双手抱肘

C. 取仰卧位,双手叉腰　　　　　　D. 沿顺时针方向触诊

E. 由浅入深滑行触诊

7. 乳房触诊的内容,除外(　　)

A. 压痛　　　　　　　　　　　　B. 包块

C. 硬度　　　　　　　　　　　　D. 弹性

E. 乳房皮肤

8. 乳头黄色分泌物常见于(　　)

A. 乳腺脓肿　　　　　　　　　　B. 乳房溃疡

C. 慢性囊性乳腺炎　　　　　　　D. 乳腺增生

E. 乳腺癌

9. 乳头出现分泌物提示(　　)

A. 乳腺囊肿　　　　　　　　　　B. 乳腺纤维腺瘤

C. 乳腺增生　　　　　　　　　　D. 乳腺导管病变

E. 乳腺结节

10. 乳腺良性肿瘤的特点为(　　)

A. 质地坚硬　　　　　　　　　　B. 边缘多固定

C. 活动度大　　　　　　　　　　D. 表面凹凸不平

E. 界限不清

11. 当乳房有病变时,在检查乳房后还应常规检查(　　)

A. 腹股沟淋巴结　　　　　　　　B. 颈部淋巴结

C. 左锁骨上淋巴结　　　　　　　D. 腋窝淋巴结

E. 滑车上淋巴结

12. 不符合乳腺癌特点的是(　　)

A. 乳头回缩　　　　　　　　　　B. 皮肤呈"橘皮样"

C. 局部皮肤红、肿、热、痛　　　　D. 单发的乳房肿块

E. 可有腋窝淋巴结肿大

13. 乳腺癌侵犯乳房悬韧带(Cooper 韧带)后,引起的相应皮肤改变是(　　)

A. "橘皮样"改变　　　　　　　　B. 乳头内陷

C. "酒窝征"　　　　　　　　　　D. 局部水肿

E. 铠甲状胸壁

14. 下列乳腺疾病具有周期性疼痛的是(　　)

A. 急性乳腺炎　　　　　　　　　B. 乳腺纤维腺瘤

C. 乳腺囊性增生病　　　　　　　D. 乳腺导管内乳头状瘤

E. 乳腺癌

15. 急性乳腺炎多发生于(　　)

A. 青年产妇   B. 中年产妇

C. 任何哺乳期的妇女   D. 产后哺乳期的经产妇

E. 产后哺乳期的初产妇

A2 型题

1. 患者,女性,25 岁,自青春期开始右侧乳房明显增大,见于(　　　)

A. 乳房先天畸形   B. 乳腺囊肿

C. 乳腺炎   D. 乳腺脂肪瘤

E. 乳腺癌

2. 患者,女性,48 岁,左侧乳房皮肤呈深红色,不伴疼痛,面积超过一个象限,见于(　　　)

A. 乳腺炎   B. 乳腺癌

C. 乳房溃疡   D. 乳腺结核

E. 乳腺结节

3. 患者,女性,30 岁,哺乳期出现双侧乳房局部皮肤发红,伴红、肿、热、痛,见于(　　　)

A. 乳腺炎   B. 乳腺癌

C. 乳房溃疡   D. 乳腺结核

E. 乳腺良性肿瘤

4. 患者,女性,40 岁,乳房回缩呈"酒窝状",不伴红、肿、热、痛,无外伤史,常见于(　　　)

A. 乳房溃疡   B. 乳腺炎

C. 乳腺癌   D. 乳腺增生

E. 乳腺脓肿

5. 患者,女性,28 岁,乳头出现血性分泌物,常见于(　　　)

A. 乳腺导管内乳头状瘤   B. 慢性囊性乳腺炎

C. 乳腺结核   D. 乳腺纤维腺瘤

E. 乳房肉芽肿

6. 患者,女性,25 岁,哺乳期,因"发热、畏寒、右乳房胀痛 2 天"入院。查体:右乳房外上象限红、肿,有硬结包块。最可能诊断为(　　　)

A. 乳腺癌   B. 乳腺小叶增生

C. 急性乳腺炎   D. 乳腺纤维腺瘤

E. 乳腺乳头状瘤

7. 患者,女性,52 岁,左乳肿块 1 天。查体:左乳头下陷,内下象限皮肤呈橘皮样,触及一包块,无压痛,与周围皮下组织粘连,可能诊断为(　　　)

A. 乳腺小叶增生   B. 急性乳腺炎

C. 乳腺纤维腺瘤   D. 乳腺癌

E. 乳腺乳头状瘤

8. 患者,女性,40 岁,每逢月经来潮时乳房胀痛,两侧乳房内可触及多个大小不等、质地坚韧的结节状肿块,首先考虑的疾病是(　　　)

A. 乳腺癌   B. 乳腺囊性增生病

C.乳腺纤维腺瘤   D.乳腺导管内乳头状瘤

E.乳腺脂肪瘤

9.患者,女性,29 岁,发现右乳包块 1 年余,肿物逐渐增大,无其他不适。查体:右乳内下象限可触及直径约 3.0 cm 的肿块,质韧,表面光滑,易推动,无压痛,与月经周期无关,无渗液等表现。该患者最可能的诊断是( )

 A.乳腺癌   B.乳腺囊性增生病

 C.乳腺纤维腺瘤   D.乳腺导管内乳头状瘤

 E.乳腺脂肪瘤

10.患者,女性,28 岁,左乳胀痛 3 天,可触及 4.0 cm×4.0 cm 肿块,T 39.5 ℃,初步诊断为"急性乳腺炎"。对该患者的处理不包括( )

 A.抗生素治疗   B.血液化验

 C.超声检查   D.穿刺检查

 E.手术切除

A3 型题

(1~3 题共用题干)

患者,女性,60 岁,因"左乳肿块 1 月余"入院。查体:T 36.5 ℃,P 80 次/min,R 20 次/min,BP 110/78 mmHg;意识清楚,消瘦无力,面容憔悴,目光暗淡;左乳肿块大小约 2.5 cm×2.0 cm,质硬,无压痛,表面凹凸不平,边缘较固定,不易推动。

1.该患者面容属于( )

 A.急性病容   B.慢性病容

 C.贫血面容   D.满月面容

 E.肾病面容

2.该患者最可能的疾病是( )

 A.乳腺囊肿   B.乳腺良性肿瘤

 C.乳腺炎   D.乳腺纤维腺瘤

 E.乳腺癌

3.该患者目前首优的护理诊断/问题是( )

 A.营养失调:低于机体需要量 B.焦虑

 C.疼痛   D.体温过高

 E.体液不足

(4~6 题共用题干)

患者,女性,69 岁,因"左乳肿块 2 月余"入院。查体:左乳外上象限可扪及一肿块,大小约 3.0 cm×2.0 cm×2.0 cm,质硬,活动度差,与周围组织分界不清;左乳头下陷,外上象限皮肤呈橘皮样;左腋下可扪及一肿大淋巴结,直径约 1.5 cm。辅助检查:B 超提示左侧乳腺占位性病变,左侧腋窝淋巴结肿大。初步诊断为"乳腺癌"。

4.下列乳腺癌预防措施,除外( )

 A.无须自我检查   B.定期检查

 C.健康饮食   D.规律作息

E. 适量运动

5. 乳腺癌最主要的治疗是(　　)

  A. 化学治疗   B. 放射治疗

  C. 生物疗法   D. 手术治疗

  E. 内分泌治疗

6. 患者左侧乳房皮肤出现橘皮样改变是(　　)

  A. 乳腺癌侵犯乳房悬韧带(Cooper 韧带)所致

  B. 癌肿增大,压迫皮下淋巴管,引起淋巴回流障碍,出现真皮水肿所致

  C. 邻近乳头或者乳晕的癌肿侵入乳管使之缩短所致

  D. 癌肿质硬、表面不光滑、与周围组织分界不清所致

  E. 癌肿侵入胸膜筋所致

（二）简答题

1. 简述乳房皮肤改变的临床意义。

2. 简述乳房触诊的内容。

（三）病例题

  患者,女性,55 岁,因"右乳房红、肿、胀痛 2 月余,加重 5 天"入院。患者 2 个月前感觉右侧乳房红、肿、胀痛,未予重视。5 天前胀痛明显,乳晕周边出现水疱,局部皮肤呈橘皮样改变,有破溃。查体:意识清楚,浅表淋巴结未触及;T 36.5 ℃,P 75 次/min,R 18 次/min,BP 106/80 mmHg。乳腺彩超检查:右乳腺实质性占位。初步诊断为"右乳腺癌"。

  问题:①该患者最重要的体格检查是什么?②该患者可能出现的阳性体征是什么?

（四）OSCE 案例

  案例摘要:患者,女性,25 岁,因"左乳疼痛伴红、肿,发热 7 天"入院。查体:神情焦虑,急性病容;T 38.5 ℃,P 70 次/min,R 18 次/min,BP 90/70 mmHg。既往体健,3 周前剖宫产一女婴。初步诊断为"急性乳腺炎"。

  第一站:请完善该患者病史采集。

  第二站:请为该患者进行一项最主要的体格检查。

  第三站:请说出该患者进一步需要做的辅助检查。

  第四站:请提出 3 个主要的护理诊断/问题。

【知识链接】

乳房检查   乳房检查
            思维导图

（黄亿元　陈洪玉）

第七节 心脏评估

学习目标

❖ **知识目标**

①阐明心脏视诊的内容;②独立完成心脏触诊;③独立完成心脏叩诊;④灵活应用心脏听诊的方法及内容。

☞重点:心脏听诊的方法及内容。

☞难点:心脏叩诊的方法。

❖ **能力目标**

①学会运用所学知识给患者进行心脏体格检查;②通过心脏体格检查能判断异常体征的临床意义。

❖ **素质目标**

培养学生为患者进行心脏体格检查时,做到耐心、细心,有爱心和责任心,体现"三精"护理理念和"勿以善小而不为,勿以恶小而为之"的高尚道德情操。

【案例与思考】

患者,女性,58 岁,主诉"活动后心悸、气短1 年"。查体:面色晦暗,双颊紫红,口唇轻度发绀。既往有反复发作的双膝关节肿痛史10 年余。

思考:①该患者是什么特殊面容? ②该患者进行心脏检查可能出现哪些阳性体征?

【操作流程】

心脏评估操作流程见图2-7。

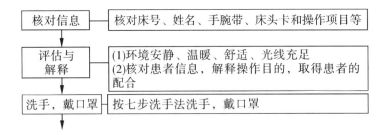

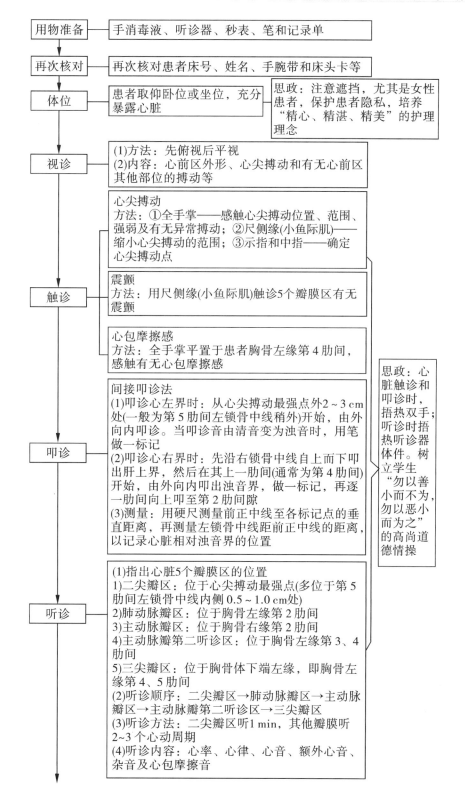

用物准备 —— 手消毒液、听诊器、秒表、笔和记录单

再次核对 —— 再次核对患者床号、姓名、手腕带和床头卡等

体位 —— 患者取仰卧位或坐位，充分暴露心脏

思政：注意遮挡，尤其是女性患者，保护患者隐私，培养"精心、精湛、精美"的护理理念

视诊
(1)方法：先俯视后平视
(2)内容：心前区外形、心尖搏动和有无心前区其他部位的搏动等

触诊
心尖搏动
方法：①全手掌——感触心尖搏动位置、范围、强弱及有无异常搏动；②尺侧缘(小鱼际肌)——缩小心尖搏动的范围；③示指和中指——确定心尖搏动点

震颤
方法：用尺侧缘(小鱼际肌)触诊5个瓣膜区有无震颤

心包摩擦感
方法：全手掌平置于患者胸骨左缘第4肋间，感触有无心包摩擦感

叩诊
间接叩诊法
(1)叩诊心左界时：从心尖搏动最强点外2~3 cm处(一般为第5肋间左锁骨中线稍外)开始，由外向内叩诊。当叩诊音由清音变为浊音时，用笔做一标记
(2)叩诊心右界时：先沿右锁骨中线自上而下叩出肝上界，然后在其上一肋间(通常为第4肋间)开始，由外向内叩出浊音界，做一标记，再逐一肋间向上叩至第2肋间隙
(3)测量：用硬尺测量前正中线至各标记点的垂直距离，再测量左锁骨中线距前正中线的距离，以记录心脏相对浊音界的位置

思政：心脏触诊和叩诊时，捂热双手；听诊时捂热听诊器体件。树立学生"勿以善小而不为，勿以恶小而为之"的高尚道德情操

听诊
(1)指出心脏5个瓣膜区的位置
1)二尖瓣区：位于心尖搏动最强点(多位于第5肋间左锁骨中线内侧0.5~1.0 cm处)
2)肺动脉瓣区：位于胸骨左缘第2肋间
3)主动脉瓣区：位于胸骨右缘第2肋间
4)主动脉瓣第二听诊区：位于胸骨左缘第3、4肋间
5)三尖瓣区：位于胸骨体下端左缘，即胸骨左缘第4、5肋间
(2)听诊顺序：二尖瓣区→肺动脉瓣区→主动脉瓣区→主动脉瓣第二听诊区→三尖瓣区
(3)听诊方法：二尖瓣区听1 min，其他瓣膜听2~3个心动周期
(4)听诊内容：心率、心律、心音、额外心音、杂音及心包摩擦音

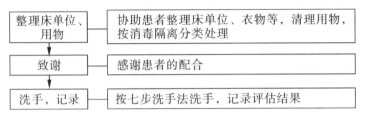

图2-7　心脏评估操作流程

【考核标准】

心脏触诊评分标准见表2-14；心脏听诊评分标准见表2-15。

表2-14　心脏触诊评分标准

程序	规范项目	得分	评分细则
操作前准备 （10分）	1.仪表、着装、态度	2	一处不符合要求扣1分
	2.解释,取得患者的配合	2	一处不符合要求扣1分
	3.环境整洁、舒适	2	一处不符合要求扣1分
	4.洗手、戴口罩	4	一处不符合要求扣2分
操作过程 （48分）	1.体位	5	嘱患者取坐位(仰卧位)(3分),充分暴露心前区(2分)
	2.心尖搏动及心前区异常搏动	13	全手掌置于患者心尖部,感触心尖搏动位置、范围、强度及有无异常搏动(5分),然后用尺侧缘(小鱼际)触诊缩小心尖搏动范围(5分),最后用示指和中指确定心尖搏动点(3分)
	3.心前区震颤	25	右手尺侧缘触诊患者5个瓣膜区(按二尖瓣区→肺动脉瓣区→主动脉瓣区→主动脉瓣第二听诊区→三尖瓣区顺序)有无震颤(25分)
	4.心包摩擦感	5	全手掌平置于患者胸骨左缘第4肋间,感触有无心包摩擦感(5分)
结果 （12分）	汇报结果	12	汇报内容包括心尖搏动位置、范围、强度及有无异常搏动(8分);各瓣膜区有无震颤(2分);有无心包摩擦感(2分)
回答相关问题 （20分）	略	20	略
操作后评价 （10分）	1.整理床单位、致谢	2	一处不符合要求扣1分
	2.洗手、记录	2	一处不符合要求扣1分
	3.全过程稳、准、轻、快,操作规范	2	一处不符合要求扣1分
	4.语言通俗易懂,态度和蔼,沟通有效	2	未与患者沟通扣2分,态度、语言不符合要求或沟通无效扣1分,不关心、体贴患者扣2分
	5.操作时间:全程不超过5 min	2	时间每超过60 s扣1分
合计		100	

表2-15　心脏听诊评分标准

程序	规范项目	得分	评分细则
操作前准备 （10分）	1.仪表、着装、态度	2	一处不符合要求扣1分
	2.解释,取得患者的配合	2	一处不符合要求扣1分
	3.环境整洁、舒适	2	一处不符合要求扣1分
	4.洗手、戴口罩	2	一处不符合要求扣1分
	5.用物准备	2	少一件或一件不符合要求扣1分
操作过程 （50分）	1.体位	5	嘱患者取坐位(仰卧位)(3分),充分暴露心前区(2分)
	2.指出心脏5个瓣膜区的位置	25	指出二尖瓣区(5分)、肺动脉瓣区(5分)、主动脉瓣区(5分)、主动脉瓣第二听诊区(5分)、三尖瓣区5个瓣膜听诊区位置(5分)
	3.按顺序听诊	20	二尖瓣区(4分)→肺动脉瓣区(4分)→主动脉瓣区(4分)→主动脉瓣第二听诊区(4分)→三尖瓣区(4分)
结果 （10分）	汇报结果	10	汇报内容包括心率(次/min)(2分)、心律(节律是否整齐)(2分)、心音是否正常(2分)、有无额外心音(2分)、有无杂音(2分)、有无心包摩擦音(2分)
回答相关问题 （20分）	略	20	略
操作后评价 （10分）	1.整理床单位、致谢	2	一处不符合要求扣1分
	2.洗手、记录	2	一处不符合要求扣1分
	3.全过程稳、准、轻、快,操作规范	2	一处不符合要求扣1分
	4.语言通俗易懂,态度和蔼,沟通有效	2	未与患者沟通扣2分,态度、语言不符合要求或沟通无效扣1分,不关心、体贴患者扣2分
	5.操作时间:全程不超过5 min	2	时间每超过60 s扣1分
合计		100	

同步练习题

（一）单项选择题

A1型题

1.心脏视诊的内容,除外(　　)

　A.心前区外形　　　　　　B.心尖搏动位置

　C.心尖搏动范围　　　　　D.震颤

　E.心前区异常搏动

2. 心前区隆起见于（　　）

    A. 法洛四联症   B. 腹主动脉瘤

    C. 甲亢   D. 高血压心脏病

    E. 重症心肌炎

3. 正常心尖搏动位于（　　）

    A. 第 5 肋间右锁骨中线内侧 0.5 ~ 1.0 cm 处

    B. 第 5 肋间左锁骨中线内侧 0.5 ~ 1.0 cm 处

    C. 第 4 肋间左锁骨中线内侧 0.5 ~ 1.0 cm 处

    D. 第 6 肋间左锁骨中线内侧 0.5 ~ 1.0 cm 处

    E. 第 5 肋间左锁骨中线外侧 0.5 ~ 1.0 cm 处

4. 正常心尖搏动范围直径为（　　）

    A. 0.5 ~ 1.0 cm   B. 1.0 ~ 1.5 cm

    C. 1.5 ~ 2.0 cm   D. 2.0 ~ 2.5 cm

    E. 2.5 ~ 3.0 cm

5. 负性心尖冲动见于（　　）

    A. 心包积液   B. 心肌炎

    C. 粘连性心包炎   D. 心肌梗死

    E. 右心室肥大

6. 正常成人心尖搏动距离前正中线（　　）

    A. 2.0 ~ 3.0 cm   B. 3.0 ~ 4.0 cm

    C. 3.5 ~ 4.5 cm   D. 5.0 ~ 6.0 cm

    E. 7.0 ~ 9.0 cm

7. 右心室增大时,其心尖搏动的位置（　　）

    A. 向左移位   B. 向右移位

    C. 向右下移位   D. 向左下移位

    E. 向左上移位

8. 左侧胸腔积液者,其心尖搏动的位置（　　）

    A. 向左移位   B. 向右移位

    C. 向右下移位   D. 向左下移位

    E. 向右上移位

9. 心尖搏动增强见于（　　）

    A. 扩张型心肌病   B. 严重贫血

    C. 肺气肿   D. 心包积液

    E. 心肌梗死

10. 胸骨左缘第 2 肋间搏动见于（　　）

    A. 左心室肥大   B. 肺动脉高压

    C. 腹主动脉瘤   D. 右心室肥大

    E. 肺气肿

11. 胸骨左缘第 3、4 肋间触及收缩期震颤见于(　　)

　　A. 室间隔缺损　　　　　　　　B. 动脉导管未闭

　　C. 主动脉瓣狭窄　　　　　　　D. 肺动脉瓣狭窄

　　E. 二尖瓣狭窄

12. 胸骨左缘第 2 肋间触及连续性震颤常见于(　　)

　　A. 室间隔缺损　　　　　　　　B. 动脉导管未闭

　　C. 主动脉瓣狭窄　　　　　　　D. 肺动脉瓣狭窄

　　E. 二尖瓣狭窄

13. 叩诊心浊音界时,叩诊音的变化为(　　)

　　A. 清音变实音　　　　　　　　B. 清音变浊音

　　C. 浊音变实音　　　　　　　　D. 实音变浊音

　　E. 清音变鼓音

14. 心浊音界随体位而改变见于(　　)

　　A. 心包积液　　　　　　　　　B. 肺源性心脏病

　　C. 主动脉瓣关闭不全　　　　　D. 扩张型心肌病

　　E. 全心衰竭

15. 房颤常见于(　　)

　　A. 二尖瓣狭窄　　　　　　　　B. 主动脉关闭不全

　　C. 动脉导管未闭　　　　　　　D. 室间隔缺损

　　E. 心力衰竭

16. 心包摩擦感见于(　　)

　　A. 慢性胸膜炎　　　　　　　　B. 慢性心包炎

　　C. 急性心肌炎　　　　　　　　D. 急性胸膜炎

　　E. 急性心包炎

17. 钟摆律是心肌严重受损的标志,见于(　　)

　　A. 先天性心脏病　　　　　　　B. 重症心肌炎

　　C. 主动脉骑跨　　　　　　　　D. 室间隔缺损

　　E. 肺动脉高压

18. 三联律常见于(　　)

　　A. 高钾血症　　　　　　　　　B. 高血压

　　C. 心悸　　　　　　　　　　　D. 心包积液

　　E. 器质性心脏病

19. 第一心音的形成,主要源于(　　)

　　A. 主动脉瓣和肺动脉瓣关闭时的振动　　B. 二尖瓣和三尖瓣关闭时的振动

　　C. 二尖瓣和三尖瓣开放时的振动　　　　D. 主动脉瓣和肺动脉瓣开放时的振动

　　E. 二尖瓣和主动脉瓣关闭时的振动

20. 第二心音的形成,主要源于(　　)

　　A. 二尖瓣和三尖瓣关闭时的振动　　B. 二尖瓣和三尖瓣开放时的振动

C. 主动脉瓣和肺动脉瓣关闭时的振动 　　D. 主动脉瓣和肺动脉瓣开放时的振动

E. 二尖瓣和主动脉瓣关闭时的振动

21. 第一心音增强见于(　　　)

    A. 心肌梗死 　　　　　　　　　　　B. 二尖瓣关闭不全

    C. 主动脉瓣狭窄 　　　　　　　　　D. 心肌炎

    E. 二尖瓣狭窄

22. 主动脉瓣区第二心音增强见于(　　　)

    A. 主动脉瓣狭窄 　　　　　　　　　B. 主动脉瓣关闭不全

    C. 二尖瓣狭窄 　　　　　　　　　　D. 高血压

    E. 二尖瓣关闭不全

23. 肺动脉瓣区第二心音增强见于(　　　)

    A. 肺动脉瓣狭窄 　　　　　　　　　B. 动脉粥样硬化

    C. 高血压 　　　　　　　　　　　　D. 肺源性心脏病

    E. 肺动脉瓣关闭不全

24. 心尖部杂音沿左腋下传导见于(　　　)

    A. 二尖瓣狭窄 　　　　　　　　　　B. 二尖瓣关闭不全

    C. 主动脉瓣狭窄 　　　　　　　　　D. 主动脉瓣关闭不全

    E. 肺动脉瓣狭窄

25. 二尖瓣狭窄杂音的特点,除外(　　　)

    A. 心尖部最响 　　　　　　　　　　B. 隆隆样

    C. 局限于心尖区 　　　　　　　　　D. 舒张期杂音

    E. 右侧卧位易闻及

26. 4/6 级收缩期杂音的特点是(　　　)

    A. 响亮的杂音,不伴有震颤 　　　　B. 响亮的杂音,可能伴有震颤

    C. 响亮的杂音,常伴有震颤 　　　　D. 很响亮的杂音,常伴有震颤

    E. 很响亮的杂音,有明显震颤

27. 高热患者心尖部出现收缩期杂音的主要机制是(　　　)

    A. 血液反流 　　　　　　　　　　　B. 瓣膜口相对狭窄

    C. 异常通道 　　　　　　　　　　　D. 血流加速

    E. 器质性狭窄

28. 胸骨左缘 3、4 肋间舒张期叹气样杂音,提示(　　　)

    A. 主动脉瓣关闭不全 　　　　　　　B. 主动脉瓣狭窄

    C. 动脉导管未闭 　　　　　　　　　D. 室间隔缺损

    E. 二尖瓣狭窄

29. 室间隔缺损杂音的听诊特点为(　　　)

    A. 二尖瓣区收缩期粗糙的吹风样杂音

    B. 二尖瓣区舒张期隆隆样杂音

    C. 胸骨左缘第 3、4 肋间粗糙的收缩期吹风样杂音

  D. 主动脉瓣区收缩期喷射样或吹风样杂音

  E. 胸骨左缘第4、5肋间收缩期叹气样杂音

30. 关于生理性杂音,下列描述错误的是(　　　)

  A. 只限于收缩期   B. 杂音柔和

  C. 吹风样   D. 无震颤

  E. 3/6级以上

A2 型题

1. 患者,男性,40岁,剑突下触及搏动,常见于(　　　)

  A. 肺动脉高压   B. 左心室肥大

  C. 右心室肥大   D. 二尖瓣关闭不全

  E. 主动脉瓣关闭不全

2. 患者,男性,48岁,心尖部触及抬举样搏动,见于(　　　)

  A. 先天性心脏病   B. 右心室肥大

  C. 左心室肥大   D. 室间隔缺损

  E. 肺动脉高压

3. 患者,男性,60岁,心尖部触及舒张期震颤,最常见于(　　　)

  A. 肺动脉瓣狭窄   B. 二尖瓣狭窄

  C. 动脉导管未闭   D. 主动脉瓣狭窄

  E. 室间隔缺损

4. 患者,男性,50岁,心浊音界呈靴形,常见于(　　　)

  A. 二尖瓣狭窄   B. 肺源性心脏病

  C. 主动脉瓣关闭不全   D. 扩张型心肌病

  E. 重症心肌炎

5. 患者,男性,62岁,心浊音界呈梨形,常见于(　　　)

  A. 二尖瓣狭窄   B. 主动脉瓣狭窄

  C. 主动脉瓣关闭不全   D. 肺动脉瓣狭窄

  E. 高血压心脏病

6. 患者,女性,65岁,心率82次/min,脉率76次/min,节律不规则,S_1强弱不等,提示(　　　)

  A. 二尖瓣关闭不全   B. 二尖瓣狭窄

  C. 肺动脉高压   D. 心肌炎

  E. 主动脉瓣骑跨

7. 患者,男性,63岁,心脏听诊闻及舒张早期奔马律,常见于(　　　)

  A. 心力衰竭   B. 高血压

  C. 肺源性心脏病   D. 二尖瓣狭窄

  E. 高热

8. 患者,男性,50岁,主动脉瓣区闻及收缩期粗糙喷射样杂音,向颈部传导,提示(　　　)

  A. 二尖瓣狭窄   B. 二尖瓣关闭不全

  C. 主动脉瓣狭窄   D. 主动脉瓣关闭不全

E.肺动脉瓣狭窄

9.患者,男性,70 岁,心脏彩超示"主动脉瓣狭窄",其杂音的听诊特点是(　　　)

A.舒张期隆隆样杂音　　　　　　B.收缩期隆隆样杂音

C.收缩期吹风样杂音　　　　　　D.舒张期叹气样杂音

E.收缩期乐音样杂音

10.患者,男性,55 岁,心脏彩超示"二尖瓣关闭不全",其杂音的听诊特点是(　　　)

A.二尖瓣区收缩期粗糙的吹风样杂音

B.二尖瓣区舒张期隆隆样杂音

C.主动脉瓣区收缩期喷射样或吹风样杂音

D.胸骨左缘第 3、4 肋间粗糙的收缩期吹风样杂音

E.胸骨左缘第 2 肋间稍外侧机器样杂音

11.患者,女性,47 岁,胸骨左缘第 2 肋间稍外侧闻及连续性杂音,常见于(　　　)

A.主动脉瓣狭窄　　　　　　　　B.二尖瓣狭窄

C.动脉导管未闭　　　　　　　　D.二尖瓣关闭不全

E.感染性心内膜炎

12.患者,女性,40 岁,心尖部收缩期杂音弱,但较易闻及,其强度为(　　　)

A.1/6 级　　　　　　　　　　　B.2/6 级

C.3/6 级　　　　　　　　　　　D.4/6 级

E.5/6 级

A3 型题

(1～3 题共用题干)

患者,女性,37 岁,因"心悸、咳嗽、呼吸困难 5 天,加重伴血痰 2 h"入院。查体:面色晦暗,双颊紫红,口唇轻度发绀。既往有风湿病史 10 年余。

1.该患者面容属于(　　　)

A.贫血面容　　　　　　　　　　B.肝病面容

C.慢性病容　　　　　　　　　　D.二尖瓣面容

E.肾病面容

2.该患者心脏最可能的器质性病变是(　　　)

A.二尖瓣狭窄　　　　　　　　　B.三尖瓣狭窄

C.主动脉瓣狭窄　　　　　　　　D.二尖瓣关闭不全

E.三尖瓣关闭不全

3.该患者心尖部闻及的杂音性质是(　　　)

A.收缩期吹风样　　　　　　　　B.舒张期叹息样

C.连续性机器样　　　　　　　　D.舒张期乐音样

E.舒张期隆隆样

(4～6 题共用题干)

患者,女性,60 岁,因"胸闷、气短、心悸 3 年,再发加重 1 天"入院,日常活动不耐受,休息后无缓解,超声心动图示"风湿性心脏瓣膜病,二尖瓣狭窄"。

4.该患者心浊音界呈(　　)

　　A.靴形心　　　　　　　　　　B.普大型心

　　C.三角烧瓶心　　　　　　　　D.梨形心

　　E.球形心

5.心脏听诊时,该患者最佳的体位是(　　)

　　A.右侧卧位　　　　　　　　　B.仰卧位

　　C.头低足高位　　　　　　　　D.左侧卧位

　　E.俯卧位

6.该患者目前首优的护理诊断/问题是(　　)

　　A.有受伤的危险　　　　　　　B.营养失调:低于机体需要量

　　C.活动无耐力　　　　　　　　D.气体交换受损

　　E.知识缺乏

(7~9题共用题干)

　　患者,男性,68岁,因"心悸、胸痛1年,加重伴呼吸困难2天"入院。查体:皮肤苍白,有水冲脉,颈动脉搏动明显,毛细血管搏动征(+),心尖搏动向左下移动,主动脉瓣第二听诊区闻及舒张期杂音。

7.该患者可能的疾病为(　　)

　　A.主动脉瓣关闭不全　　　　　B.主动脉瓣狭窄

　　C.甲状腺功能亢进症　　　　　D.二尖瓣关闭不全

　　E.二尖瓣狭窄

8.该患者心音的特点为(　　)

　　A.S_1增强　　　　　　　　　　B.S_1减弱

　　C.P_2亢进　　　　　　　　　　D.A_2亢进

　　E.A_2减弱

9.该患者心浊音界呈(　　)

　　A.梨形心　　　　　　　　　　B.三角烧瓶心

　　C.靴形心　　　　　　　　　　D.锥形心

　　E.普大型心

(10~12题共用题干)

　　患者,男性,60岁,因"胸闷、气短5年,加重伴双下肢水肿3天"入院。查体:T 37.0℃,P 120次/min,R 24次/min,BP 98/80 mmHg;心浊音界向两侧扩大,心左界向左下扩大,呈普大型心。

10.该患者最可能的的疾病是(　　)

　　A.二尖瓣狭窄　　　　　　　　B.主动脉瓣关闭不全

　　C.全心衰竭　　　　　　　　　D.肺动脉瓣狭窄

　　E.主动脉瓣狭窄

11.该患者心尖部与前正中线的距离为(　　)

　　A.2.0~3.0 cm　　　　　　　　B.3.5~4.5 cm

  C. 5.0 ~ 6.0 cm   D. 7.0 ~ 9.0 cm

  E. >9.0 cm

12. 该患者目前首优的护理诊断/问题是(　　　　)

  A. 清理呼吸道无效   B. 体液过多

  C. 疼痛   D. 体温过高

  E. 焦虑

（二）简答题

1. 简述心脏听诊的注意事项。

2. 简述房颤的听诊特点及临床意义。

3. 简述舒张期杂音的临床意义。

（三）病例题

  患者,女性,54 岁,因"进行性呼吸困难 5 年,加重 3 天"入院。患者 5 年前活动后心悸、胸闷、气短,休息后可缓解,夜间时有憋醒,出现头晕、头痛,无心前区疼痛、发热、寒战、咳嗽、咳痰、恶心、呕吐、腹胀等症状。3 天前受凉后咳嗽、气短明显,颜面及双下肢水肿。查体:T 38.5 ℃,P 80 次/min,R 20 次/min,BP 158/120 mmHg;意识清楚,半卧位,口唇轻度发绀,颈静脉充盈,气管居中,两肺底闻及细湿啰音。初步诊断为"高血压心脏病"。

  问题:①该患者主要的护理诊断/问题是什么? ②该患者行心脏评估,会出现哪些阳性体征?

（四）OSCE 案例

  案例摘要:患者,男性,60 岁,因"咳嗽、咳痰、气促、发绀 2 天"入院。查体:T 36 ℃,P 90 次/min,R 20 次/min,BP 130/86 mmHg。辅助检查:白细胞计数 $10.0×10^9$/L,中性粒细胞百分比 75%,淋巴细胞百分比 22%。X 射线检查:双肺透亮度增加,肺动脉高压。既往有 40 年余吸烟史。初步诊断为"慢性肺源性心脏病"。

  第一站:请完善该患者病史采集。

  第二站:请为该患者进行一项最主要的体格检查。

  第三站:请说出该患者进一步需要做的辅助检查。

  第四站:请提出 3 个主要的护理诊断/问题。

【学习资源】

    心脏评估   心脏评估
               思维导图

（黄亿元　许少伟）

第八节　腹部评估

❖ **知识目标**

①阐明腹部视诊的内容;②独立完成腹部听诊;③独立完成腹部叩诊;④灵活运用腹部触诊的方法及内容。

☞重点:腹部触诊的方法及内容。

☞难点:腹部叩诊的方法。

❖ **能力目标**

①学会运用所学知识给患者进行腹部体格检查;②通过腹部体格检查能判断异常体征的临床意义。

❖ **素质目标**

培养学生为患者进行腹部体格检查时,做到耐心、细心,有爱心和责任心,体现护理人文关怀。

【案例与思考】

患者,男性,50岁,因"全身、巩膜黄染半月余,腹胀、腹痛5天"入院。患者自述半月前无明显诱因下出现全身、巩膜黄染,尿黄,有食欲减退、厌油,无畏寒、发热、恶心、呕吐、呕血、黑便、血便、腹痛、腹胀等症状,曾至当地人民医院就诊,行腹部检查,结果提示肝弥漫性疾病、胆囊壁水肿。具体诊疗经过不详,治疗后症状无明显好转。5天前出现腹胀、腹痛,剑突下及右上腹隐胀痛,无放射痛。今为进一步诊治来我院就诊,门诊拟以"亚急性重型肝炎、慢性重度乙型病毒性肝炎"收入院。

思考:①该患者黄染是什么原因导致的? ②该患者进行腹部评估可能会出现哪些异常体征?

【操作流程】

腹部评估操作流程见图2-8。

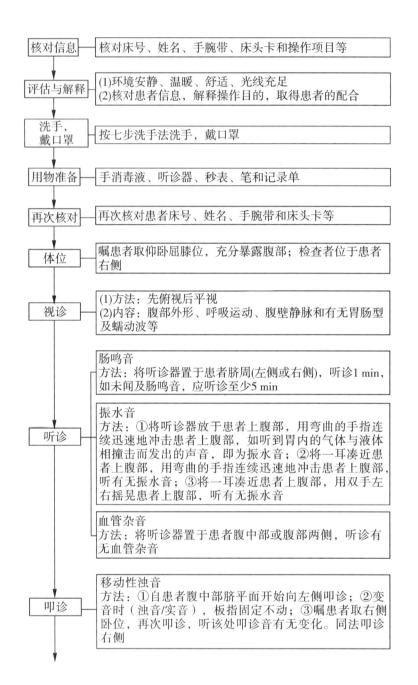

核对信息	核对床号、姓名、手腕带、床头卡和操作项目等
评估与解释	(1)环境安静、温暖、舒适、光线充足 (2)核对患者信息，解释操作目的，取得患者的配合
洗手， 戴口罩	按七步洗手法洗手，戴口罩
用物准备	手消毒液、听诊器、秒表、笔和记录单
再次核对	再次核对患者床号、姓名、手腕带和床头卡等
体位	嘱患者取仰卧屈膝位，充分暴露腹部；检查者位于患者右侧
视诊	(1)方法：先俯视后平视 (2)内容：腹部外形、呼吸运动、腹壁静脉和有无胃肠型及蠕动波等
听诊	**肠鸣音** 方法：将听诊器置于患者脐周(左侧或右侧)，听诊1 min，如未闻及肠鸣音，应听诊至少5 min **振水音** 方法：①将听诊器放于患者上腹部，用弯曲的手指连续迅速地冲击患者上腹部，如听到胃内的气体与液体相撞击而发出的声音，即为振水音；②将一耳凑近患者上腹部，用弯曲的手指连续迅速地冲击患者上腹部，听有无振水音；③将一耳凑近患者上腹部，用双手左右摇晃患者上腹部，听有无振水音 **血管杂音** 方法：将听诊器置于患者腹中部或腹部两侧，听诊有无血管杂音
叩诊	**移动性浊音** 方法：①自患者腹中部脐平面开始向左侧叩诊；②变音时（浊音/实音），板指固定不动；③嘱患者取右侧卧位，再次叩诊，听该处叩诊音有无变化。同法叩诊右侧

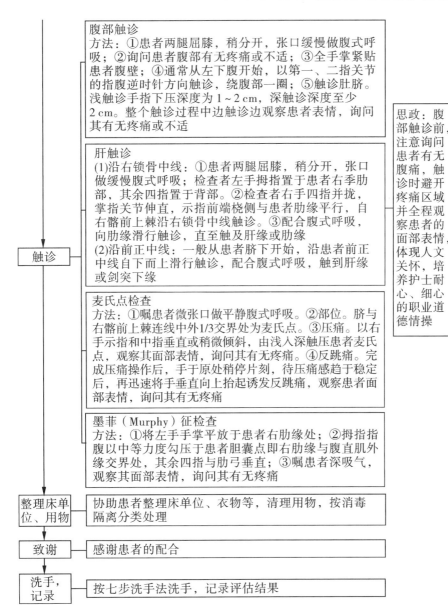

图 2-8 腹部评估操作流程

【考核标准】

肠鸣音检查评分标准见表 2-16;振水音检查评分标准见表 2-17;腹部移动性浊音检查评分标准见表 2-18;腹部浅触诊评分标准见表 2-19;肝脏双手触诊法评分标准见表 2-20;麦氏点检查评分标准见表 2-21;墨菲征检查评分标准见表 2-22。

表 2-16　肠鸣音检查评分标准

程序	规范项目	得分	评分细则
操作前准备 (12分)	1.仪表、着装、态度	2	一处不符合要求扣1分
	2.解释,取得患者的配合	2	一处不符合要求扣1分
	3.环境整洁、舒适	2	一处不符合要求扣1分
	4.洗手、戴口罩	3	一处不符合要求扣1.5分
	5.用物准备:听诊器、表	3	少一件或一件不符合要求扣1.5分
操作过程 (50分)	1.患者体位	5	嘱患者仰卧屈膝(3分),充分暴露腹部(2分)
	2.检查方法	45	检查者位于患者右侧(3分),将听诊器置于患者脐周(左侧或右侧)(20分),听诊1 min(15分),如未闻及肠鸣音,应听诊至少5 min(7分)
结果 (6分)	汇报结果	6	汇报该患者肠鸣音每分钟多少次(6分)
回答相关问题 (20分)	略	20	略
操作后评价 (12分)	1.整理床单位、致谢	2	一处不符合要求扣1分
	2.洗手、记录	3	一处不符合要求扣1.5分
	3.全过程稳、准、轻、快,操作规范	3	一处不符合要求扣1分
	4.语言通俗易懂,态度和蔼,沟通有效	2	未与患者沟通扣2分,态度、语言不符合要求或沟通无效扣1分,不关心、体贴患者扣1分
	5.操作时间:全程不超过5 min	2	时间每超过60 s扣1分
合计		100	

表 2-17　振水音检查评分标准

程序	规范项目	得分	评分细则
操作前准备 (12分)	1.仪表、着装、态度	2	一处不符合要求扣1分
	2.解释,取得患者的配合	2	一处不符合要求扣1分
	3.环境整洁、舒适	2	一处不符合要求扣1分
	4.洗手、戴口罩	3	一处不符合要求扣1.5分
	5.用物准备:听诊器、表	3	少一件或一件不符合要求扣1.5分
操作过程 (58分)	1.患者体位	5	嘱患者仰卧屈膝(3分),充分暴露腹部(2分)
	2.检查方法	53	检查者位于患者右侧(3分)。①方法一:将听诊器放于患者上腹部(10分),用弯曲的手指连续迅速地冲击患者上腹部(10分)。②方法二:将一耳凑近患者上腹部(10分),用弯曲的手指连续迅速地冲击患者上腹部(10分)。③方法三:将一耳凑近患者上腹部,用双手左右摇晃患者上腹部(10分)
结果 (5分)	汇报结果	5	该患者振水音阳性或阴性(5分)

续表2-17

程序	规范项目	得分	评分细则
回答相关问题 （13分）	略	13	略
操作后评价 （12分）	1.整理床单位、致谢	2	一处不符合要求扣1分
	2.洗手、记录	3	一处不符合要求扣1.5分
	3.全过程稳、准、轻、快,操作规范	3	一处不符合要求扣1分
	4.语言通俗易懂,态度和蔼,沟通有效	2	未与患者沟通扣2分,态度、语言不符合要求或沟通无效扣1分,不关心、体贴患者扣1分
	5.操作时间:全程不超过5 min	2	时间每超过60 s扣1分
合计		100	

表2-18　腹部移动性浊音检查评分标准

程序	规范项目	得分	评分细则
操作前准备 （10分）	1.仪表、着装、态度	2	一处不符合要求扣1分
	2.解释,取得患者的配合	2	一处不符合要求扣1分
	3.环境整洁、舒适	2	一处不符合要求扣1分
	4.洗手,戴口罩	4	一处不符合要求扣2分
操作过程 （68分）	1.患者体位	5	嘱患者仰卧屈膝(3分),充分暴露腹部(2分)
	2.检查方法	63	检查者位于患者右侧(3分),自患者腹中部脐平面开始向左侧叩诊(10分),当鼓音变浊音时,扳指固定不动(7分),让患者右侧卧位(3分),再次叩诊(10分);同法叩诊右侧(30分)
结果 （5分）	汇报结果	5	该患者移动性浊音呈阳性或阴性(5分)
回答相关问题 （10分）	略	10	略
操作后评价 （7分）	1.整理床单位、致谢	1	一处不符合要求扣1分
	2.洗手、记录	2	一处不符合要求扣1分
	3.全过程稳、准、轻、快,操作规范	1	一处不符合要求扣1分
	4.语言通俗易懂,态度和蔼,沟通有效	2	未与患者沟通扣2分,态度、语言不符合要求或沟通无效扣1分,不关心、体贴患者扣1分
	5.操作时间:全程不超过5 min	1	时间每超过60 s扣1分
合计		100	

表 2-19　腹部浅触诊评分标准

程序	规范项目	得分	评分细则
操作前准备 （10分）	1. 仪表、着装、态度	2	一处不符合要求扣1分
	2. 解释，取得患者的配合	2	一处不符合要求扣1分
	3. 环境整洁、舒适	2	一处不符合要求扣1分
	4. 洗手，戴口罩	4	一处不符合要求扣2分
操作过程 （55分）	1. 患者体位	6	嘱患者仰卧屈膝（3分），充分暴露腹部（2分），必要时取左、右侧卧位，或坐位、立位、肘膝位等（1分）
	2. 询问患者情况	3	询问患者腹部有无疼痛或不适（3分）
	3. 手法	46	全手掌紧贴患者腹壁（8分），以第一、二指关节的指腹从患者左下腹开始（10分），逆时针方向进行滑行触诊（6分），绕腹部一圈（8分），最后触诊脐周（8分），触诊深度为1~2 cm（6分）
结果 （10分）	汇报结果	10	该患者腹部有无腹肌紧张（2分）、压痛（2分）；有无触及包块（2分）、搏动（2分）和腹壁肿物（2分）等
回答相关问题 （15分）	略	15	略
操作后评价 （10分）	1. 整理床单位、致谢	2	一处不符合要求扣1分
	2. 洗手、记录	2	一处不符合要求扣1分
	3. 全过程稳、准、轻、快，操作规范	2	一处不符合要求扣1分
	4. 语言通俗易懂，态度和蔼，沟通有效	2	未与患者沟通扣2分，态度、语言不符合要求或沟通无效扣1分，不关心、体贴患者扣1分
	5. 操作时间：全程不超过5 min	2	时间每超过60 s扣1分
合计		100	

表 2-20　肝脏双手触诊法评分标准

程序	规范项目	得分	评分细则
操作前准备 （10分）	1. 仪表、着装、态度	2	一处不符合要求扣1分
	2. 解释，取得患者的配合	4	一处不符合要求扣2分
	3. 环境整洁、舒适	2	一处不符合要求扣1分
	4. 洗手，戴口罩	2	一处不符合要求扣1分

续表2-20

程序	规范项目	得分	评分细则
操作过程 (60分)	1.患者体位	5	嘱患者仰卧屈膝(3分),充分暴露腹部(2分)
	2.检查方法	8	检查者位于患者右侧(3分),嘱患者做腹式呼吸(5分),一处不符合要求扣4分
		47	(1)沿右锁骨中线:左手拇指置于患者右季肋部,其余四指置于患者背部(3分);右手四指并拢,掌指关节伸直,示指前端桡侧与患者肋缘平行(5分),配合腹式呼吸(5分),自患者右髂前上棘沿右锁骨中线向肋缘滑行触诊(10分),直至触及肝缘或肋缘(2分) (2)沿前正中线:从患者脐下开始(5分),沿患者前正中线自下而上滑行触诊(10分),配合腹式呼吸(5分),触到肝缘或剑突下缘(2分)
结果 (10分)	汇报结果	10	该患者肝的大小(2分)、质地(2分)、表面状态(2分)、边缘(2分)及压痛(2分)等
回答相关问题 (10分)	略	10	略
操作后评价 (10分)	1.整理床单位、致谢	2	一处不符合要求扣1分
	2.洗手、记录	2	一处不符合要求扣1分
	3.全过程稳、准、轻、快,操作规范	2	一处不符合要求扣1分
	4.语言通俗易懂,态度和蔼,沟通有效	2	未与患者沟通扣2分,态度、语言不符合要求或沟通无效扣1分,不关心、体贴患者扣1分
	5.操作时间:全程不超过5 min	2	时间每超过60 s扣1分
合计		100	

表2-21　麦氏点检查评分标准

程序	规范项目	得分	评分细则
操作前准备 (10分)	1.仪表、着装、态度	2	一处不符合要求扣1分
	2.解释,取得患者的配合	2	一处不符合要求扣1分
	3.环境整洁、舒适	2	一处不符合要求扣1分
	4.洗手,戴口罩	4	一处不符合要求扣2分

续表2-21

程序	规范项目	得分	评分细则
操作过程 (60分)	1. 患者体位	8	嘱患者取仰卧屈膝位(3分),充分暴露腹部(2分);嘱患者微张口做平静腹式呼吸(3分)
	2. 部位	12	脐与右髂前上棘连线中外1/3交界处(12分)
	3. 手法	40	(1)压痛:以右手示指和中指垂直或稍微倾斜(5分),由浅入深触压患者麦氏点(10分),观察患者面部表情(3分),询问其有无疼痛(2分) (2)反跳痛:完成压痛操作后,手于原处稍停片刻,待压痛感趋于稳定后(5分),再迅速将手垂直向上抬起引反跳痛(10分),观察患者面部表情(3分),询问其有无疼痛(2分)
结果 (6分)	汇报结果	6	该患者麦氏点有无压痛(3分)、反跳痛(3分)
回答相关问题 (12分)	略	12	略
操作后评价 (12分)	1. 整理床单位、致谢	2	一处不符合要求扣1分
	2. 洗手、记录	3	一处不符合要求扣1.5分
	3. 问诊切题,语言流利	2	一处不符合要求扣1分
	4. 语言通俗易懂,态度和蔼,沟通有效	3	未与患者沟通扣3分,态度、语言不符合要求或沟通无效扣1分,不关心、体贴患者扣1分
	5. 操作时间:全程不超过5 min	2	时间每超过60 s扣1分
合计		100	

表2-22 墨菲(Murphy)征检查评分标准

程序	规范项目	得分	评分细则
操作前准备 (10分)	1. 仪表、着装、态度	2	一处不符合要求扣1分
	2. 解释,取得患者的配合	2	一处不符合要求扣1分
	3. 环境整洁、舒适	2	一处不符合要求扣1分
	4. 洗手,戴口罩	4	一处不符合要求扣2分
操作过程 (60分)	1. 患者体位	5	嘱患者取仰卧位(3分),两腿屈曲稍分开(2分)
	2. 检查手法	40	检查者将左手手掌平放于患者右肋缘处(10分),拇指指腹以中等力度勾压于胆囊点(12分),即右肋缘与腹直肌外缘交界处(8分),其余四指与肋弓垂直(10分)
	3. 判断检查结果	15	嘱患者深吸气(5分),观察患者面部表情(5分),询问其有无疼痛(5分)
结果 (6分)	汇报结果	6	该患者胆囊有无触痛(3分),墨菲征呈阳性或阴性(3分)

续表2-22

程序	规范项目	得分	评分细则
回答相关问题 (12分)	略	12	略
操作后评价 (12分)	1.整理床单位、致谢	2	一处不符合要求扣1分
	2.洗手、记录	3	一处不符合要求扣1.5分
	3.问诊切题,语言流利	2	一处不符合要求扣1分
	4.语言通俗易懂,态度和蔼,沟通有效	3	未与患者沟通扣3分,态度、语言不符合要求或沟通无效扣1分,不关心、体贴患者扣1分
	5.操作时间:全程不超过5 min	2	时间每超过60 s扣1分
合计		100	

同步练习题

(一)单项选择题

A1 型题

1. 进行腹部体格检查时,检查的顺序为( )
   A. 视诊→触诊→叩诊→听诊   B. 视诊→叩诊→触诊→听诊
   C. 听诊→视诊→触诊→叩诊   D. 视诊→听诊→叩诊→触诊
   E. 视诊→触诊→听诊→叩诊

2. 腹部体格检查的书写顺序是( )
   A. 视诊→触诊→叩诊→听诊   B. 视诊→叩诊→触诊→听诊
   C. 视诊→听诊→触诊→叩诊   D. 视诊→听诊→叩诊→触诊
   E. 视诊→触诊→听诊→叩诊

3. 肝脏触诊最常用的触诊法是( )
   A. 双手触诊法   B. 深压触诊法
   C. 单手触诊法   D. 冲击触诊法
   E. 浅部触诊法

4. 进行腹部体格检查,最重要的操作是( )
   A. 视诊   B. 触诊
   C. 嗅诊   D. 听诊
   E. 叩诊

5. 叩击无肺组织覆盖的肝脏时发出的叩诊音为( )
   A. 清音   B. 浊音
   C. 实音   D. 鼓音
   E. 过清音

6. 肋脊角又称脊肋角,它是由脊柱与第几根肋骨所形成的夹角( )

    A. 第 9 根肋骨   B. 第 10 根肋骨

    C. 第 11 根肋骨   D. 第 12 根肋骨

    E. 第 8 根肋骨

7. 腹部九区法中,两条水平线分别为( )

    A. 左右两侧肋弓下缘的连线与脐的水平线

    B. 左右两侧肋弓下缘最低点的连线与左右两侧髂前上棘的连线

    C. 过脐的水平线与左右两侧髂前上棘的连线

    D. 左右两侧髂棘最高点连线与过脐水平线

    E. 左右两侧肋弓下缘的连线与左右两侧髂棘最高点连线

8. 腹部九区法中,两条垂直线分别为( )

    A. 过脐作的垂直线与腹正中线

    B. 过脐作的垂直线与左侧肋弓下缘至左髂前上棘的连线

    C. 左右侧肋弓下缘至左右髂前上棘的连线

    D. 过脐作的垂直线与右侧肋弓下缘至右髂前上棘的连线

    E. 左右髂前上棘至腹正中线的水平线中点所作的两条垂直线

9. 腹部九分法中,正常人肝脏大部分位于( )

    A. 左上腹部   B. 左侧腹部

    C. 右上腹部   D. 右下腹部

    E. 中上腹部

10. 关于腹部外形,下列描述错误的是( )

    A. 健康成年人平卧时,前腹壁处于肋缘至耻骨联合的平面或略低

    B. 肥胖者腹部外形呈饱满状态

    C. 消瘦者腹部呈低平状态

    D. 小儿腹部外形呈饱满状态

    E. 腹部凸起或凹陷都属于异常现象

11. 全腹膨隆的原因,除外( )

    A. 腹腔巨大的卵巢囊肿   B. 腹腔积液

    C. 气腹   D. 恶病质

    E. 肥胖

12. 全腹凹陷的原因,除外( )

    A. 恶病质   B. 严重脱水

    C. 结核病   D. 恶性肿瘤

    E. 大量腹腔积液

13. 关于呼吸运动,下列描述错误的是( )

    A. 正常成年男性以腹式呼吸为主   B. 儿童以腹式呼吸为主

    C. 正常成年女性以胸式呼吸为主   D. 腹式呼吸减弱见于胸膜疾病

    E. 腹式呼吸消失见于急性腹膜炎

14. 腹部体格检查中,板状腹常见于(　　)
    A. 胃溃疡　　　　　　　　　　B. 胃肠穿孔所致的急性腹膜炎
    C. 幽门梗阻　　　　　　　　　D. 结核性腹膜炎
    E. 肠梗阻

15. 关于腹壁静脉,下列描述错误的是(　　)
    A. 正常人腹壁静脉一般不显露
    B. 较瘦或皮肤白皙者隐约可见腹壁静脉
    C. 皮肤较薄而松弛者可见腹壁静脉显露
    D. 正常人如果腹壁静脉显露,表明静脉曲张
    E. 恶病质患者可见腹壁静脉曲张

16. 腹围正确的测量方法是(　　)
    A. 嘱患者排尿后平卧,用软尺绕腹部一周,测得的周长为腹围
    B. 嘱患者排尿后平卧,用软尺经脐绕腹部一周,测得的周长为腹围
    C. 嘱患者排尿后平卧,用软尺经左右两侧肋弓下缘绕腹部一周,测得的周长为腹围
    D. 嘱患者排尿后平卧,用软尺经左右两侧髂前上棘绕腹部一周,测得的周长为腹围
    E. 用软尺绕脐部一周,测得的周长为腹围

17. 腹壁上腔静脉阻塞,其血流方向是(　　)
    A. 脐水平以下的血流方向向下,脐水平以上的血流方向向上
    B. 脐水平以下的血流方向向上,脐水平以上的血流方向向下
    C. 脐水平以下的血流方向向上,脐水平以上的血流方向向上
    D. 脐水平以下的血流方向向下,脐水平以上的血流方向向下
    E. 脐水平以下的血流方向向左,脐水平以上的血流方向向右

18. 腹部紫纹提示(　　)
    A. 肝硬化　　　　　　　　　　B. 妊娠中期
    C. 妊娠后期　　　　　　　　　D. 皮质醇增多症
    E. 出血坏死性胰腺炎

19. 肝大、质硬、表面不平,见于(　　)
    A. 肝淤血　　　　　　　　　　B. 急性肝炎
    C. 慢性肝炎　　　　　　　　　D. 肝癌
    E. 肝硬化

20. 下列关于腹疝的说法,错误的是(　　)
    A. 腹疝分为腹内疝和腹外疝两大类
    B. 脐疝多见于婴幼儿或成人大量腹腔积液者
    C. 手术瘢痕愈合不良者易有切口疝
    D. 股疝多见于男性
    E. 疝嵌顿可引起急性腹痛

21. 下列关于胃肠型和蠕动波的说法,错误的是(　　　)
    A. 正常人腹部一般看不到胃肠型和蠕动波
    B. 小肠梗阻所致的蠕动波见于脐部
    C. 胃肠蠕动呈波浪式运动,称为蠕动波
    D. 结肠远端梗阻,其宽大的肠型出现于腹壁周边
    E. 幽门梗阻时,由于胃的蠕动增强,可以看到自右肋下向左缓慢推进的蠕动波

22. 肠鸣音减弱见于(　　　)
    A. 机械性肠梗阻　　　　　　　　　B. 饥饿状态
    C. 急性肠炎　　　　　　　　　　　D. 胃肠道大出血
    E. 低钾血症

23. 肠鸣音亢进见于(　　　)
    A. 老年性便秘　　　　　　　　　　B. 机械性肠梗阻
    C. 腹膜炎　　　　　　　　　　　　D. 低钾血症
    E. 麻痹性肠梗阻

24. 振水音常提示(　　　)
    A. 幽门梗阻或胃扩张　　　　　　　B. 胃溃疡
    C. 急性胃肠穿孔　　　　　　　　　D. 急性胰腺炎
    E. 胃癌

25. 正常情况下,腹部叩诊时,除肝脏、脾脏、增大的膀胱和子宫所占据的部位及两侧腹部近腰肌处为浊音或实音外,其余部位均呈(　　　)
    A. 清音　　　　　　　　　　　　　B. 浊音
    C. 过清音　　　　　　　　　　　　D. 鼓音
    E. 实音

26. 正常肝上界与肝下界之间的距离为(　　　)
    A. 4 ~ 7 cm　　　　　　　　　　　B. 2 ~ 3 cm
    C. 9 ~ 11 cm　　　　　　　　　　D. 11 ~ 12 cm
    E. 3 ~ 8 cm

27. 正常人,匀称体型者的肝上界位于(　　　)
    A. 左锁骨中线第 5 肋间　　　　　　B. 左锁骨中线第 4 肋间
    C. 右锁骨中线第 5 肋间　　　　　　D. 右锁骨中线第 4 肋间
    E. 右锁骨中线第 6 肋间

28. 肝浊音界消失代之以鼓音常提示(　　　)
    A. 急性胃肠穿孔　　　　　　　　　B. 肠炎
    C. 右下肺不张　　　　　　　　　　D. 肝癌
    E. 肝炎

29. 肝叩击痛常提示(　　　)
    A. 肝炎　　　　　　　　　　　　　B. 肠炎
    C. 胃溃疡　　　　　　　　　　　　D. 胃癌

E.急性胃肠穿孔

30.下列关于肾区叩击痛的叙述,错误的是(　　　　)
　　A.患者取坐位或者侧卧位
　　B.医生用左手平放于患者的脊肋角处
　　C.右手握拳以轻到中等力度叩击左手背
　　D.正常人肾区无叩击痛
　　E.肾区出现叩击痛一定是肾炎

31.移动性浊音阳性常提示腹腔里游离的液体超过(　　　　)
　　A.500 mL　　　　　　　　　　　B.800 mL
　　C.1000 mL　　　　　　　　　　D.1200 mL
　　E.1500 mL

32.腹部触诊时,下列操作错误的是(　　　　)
　　A.患者取仰卧位,双腿屈膝并稍分开　　B.嘱患者张口缓慢做腹式呼吸
　　C.医师位于患者右侧　　　　　　　　　D.检查时动作轻柔,由深入浅
　　E.由健侧到患侧

33.腹部触诊时,触之犹如揉面团,常见于(　　　　)
　　A.结核性腹膜炎　　　　　　　　B.急性胃肠穿孔
　　C.胃溃疡　　　　　　　　　　　D.腹腔积液
　　E.急性胆囊炎

34.腹部反跳痛的出现,常提示炎症已经累及(　　　　)
　　A.腹膜壁层　　　　　　　　　　B.腹膜脏层
　　C.壁胸膜　　　　　　　　　　　D.脏胸膜
　　E.阑尾

35.液波震颤提示腹腔内有大量的游离液体,且游离液体量超过(　　　　)
　　A.1000 mL　　　　　　　　　　B.2000 mL
　　C.3000 mL　　　　　　　　　　D.4000 mL
　　E.1500 mL

36.下列关于肝脏触诊,叙述错误的是(　　　　)
　　A.正常健康人肝脏一般触不到
　　B.较瘦者腹壁松弛,可触及肝脏,多在肋下1 cm、剑突下3 cm以内,质地柔软,边
　　　缘较薄,表面光滑,无压痛和叩击痛
　　C.正常肝脏质地柔软,如触口唇
　　D.慢性肝炎及肝淤血质韧,如触鼻尖
　　E.肝癌质地最硬,如触鼻尖

37.墨菲征阳性常提示(　　　　)
　　A.急性胆囊炎　　　　　　　　　B.急性阑尾炎
　　C.肝硬化　　　　　　　　　　　D.肝癌
　　E.急性胃肠穿孔

38. 确定腹腔有无积液的重要方法是( )

    A. 叩诊腹部移动性浊音　　　　　　B. 腹部视诊

    C. 全腹部触诊　　　　　　　　　　D. 听诊腹部振水音

    E. 听诊肠鸣音

39. 肝颈静脉回流征阳性,最常见于( )

    A. 肺气肿　　　　　　　　　　　　B. 右心衰竭

    C. 左心衰竭　　　　　　　　　　　D. 肝硬化

    E. 大量腹腔积液

40. 正常胃泡区叩诊音为( )

    A. 清音　　　　　　　　　　　　　B. 浊音

    C. 实音　　　　　　　　　　　　　D. 鼓音

    E. 过清音

A2 题型

1. 患者,男性,45 岁,突感上腹剧痛。腹部查体:腹式呼吸消失,全腹压痛、反跳痛,腹肌紧张,呈板状,肠鸣音及肝浊音界消失。此时应考虑为( )

    A. 急性阑尾炎　　　　　　　　　　B. 急性肝炎

    C. 消化性溃疡穿孔　　　　　　　　D. 急性胰腺炎

    E. 机械性肠梗阻

2. 患者,男性,45 岁,发作性上腹痛 6 年。2 周以来上腹部绞痛,向右肩部放射,伴畏寒、发热。腹部查体:右肋下可触及 1 个 8.0 cm×3.0 cm×3.0 cm 的包块,表面光滑,呈囊性,触痛明显。该患者可能的诊断为( )

    A. 肠梗阻　　　　　　　　　　　　B. 急性胰腺炎

    C. 急性胆囊炎　　　　　　　　　　D. 幽门梗阻

    E. 胃溃疡

3. 患者,女性,38 岁,腹部剧烈绞痛 7 h,伴呕吐,不排气,腹胀。腹部查体:闻及金属音,肠鸣音 9 次/min。该患者最可能的诊断为( )

    A. 急性机械性肠梗阻　　　　　　　B. 急性胰腺炎

    C. 幽门梗阻　　　　　　　　　　　D. 急性胃炎

    E. 急性胆囊炎

4. 患者,男性,39 岁,上腹部规律性疼痛 7 年,多于秋季出现。1 周以来饭后上腹部饱胀不适,呕吐大量酸臭宿食,吐后腹胀明显减轻,腹部查体见胃形及蠕动波。该患者可能的诊断为( )

    A. 幽门梗阻　　　　　　　　　　　B. 肠梗阻

    C. 急性胆囊炎　　　　　　　　　　D. 胃溃疡

    E. 急性胃炎

5. 患者,男性,48 岁,腹胀、呕吐 4 天,清晨空腹来医院就诊,查体发现上腹部振水音。该患者最可能是( )

    A. 胃内大量液体潴留　　　　　　　B. 胃内大量气体潴留

C.腹腔内有游离气体　　　　　　D.腹腔内有大量液体

E.腹腔内有肿块

6.患者,男性,36 岁,腹部查体见腹壁浅静脉曲张,脐以上血流方向由下至上,脐以下血流方向由下至上。该患者可能的诊断是(　　)

A.下腔静脉阻塞　　　　　　　　B.上腔静脉阻塞

C.髂内静脉阻塞　　　　　　　　D.门静脉高压

E.髂外静脉阻塞

7.患者,男性,32 岁,腹部剧烈阵发性绞痛 3 h,伴呕吐。腹部检查发现肠鸣音 8 次/min,伴金属音。该患者最可能的诊断是(　　)

A.急性腹膜炎　　　　　　　　　B.机械性肠梗阻

C.急性肠炎　　　　　　　　　　D.急性胃肠出血

E.麻痹性肠梗阻

8.患者,男性,38 岁,自述 5 天前大便颜色变黑,有呕血,现在有大量血便,伴有大汗淋漓、面色苍白。有长期饮酒史,每日饮白酒 1.5 kg。辅助检查:血红蛋白 62 g/L。该患者目前的首优护理问题是(　　)

A.活动无耐力　　　　　　　　　B.体液不足

C.有皮肤完整性受损的危险　　　D.恐惧

E.窒息

9.患者,男性,46 岁,全腹剧痛 2 h。腹部检查发现腹式呼吸运动减弱,腹部稍隆起,触诊全腹腹肌紧张,压痛和反跳痛。该患者最有可能的诊断是(　　)

A.急性腹膜炎　　　　　　　　　B.急性阑尾炎

C.急性胰腺炎　　　　　　　　　D.门静脉性肝硬化

E.结核性腹膜炎

10.患者,男性,55 岁,排尿不畅 2 年,加重 1 个月,无水肿。查体:下腹膨隆,叩诊浊音,浊音区不随体位改变。该患者最可能的诊断是(　　)

A.肝硬化腹腔积液　　　　　　　B.结核性腹膜炎

C.肝硬化癌变　　　　　　　　　D.尿潴留

E.化脓性阑尾炎

A3 题

(1~3 题共用题干)

患者,男性,38 岁,上腹部规律性疼痛 7 年。1 周以来每晚 12 时左右出现上腹痛,3 h 前患者进食后突然出现持续性剧烈腹痛,以中上腹部为主。腹部查体:板状腹,全腹压痛(+),反跳痛(+),肠鸣音减弱。

1.该患者可能的诊断为(　　)

A.急性阑尾炎　　　　　　　　　B.十二指肠球部溃疡急性穿孔

C.肠梗阻　　　　　　　　　　　D.幽门梗阻

E.急性胰腺炎

2.该患者查体时,还可出现的阳性体征是(　　)

A. 肝浊音界消失　　　　B. 肝浊音界扩大
C. 肝浊音界缩小　　　　D. 肝浊音界上移
E. 肝浊音界下移

3. 该患者目前的首优护理问题是（　　）
A. 疼痛:腹痛　　　　B. 活动无耐力
C. 知识缺乏　　　　D. 焦虑
E. 睡眠型态紊乱

（4~6题共用题干）

患者,女性,56岁,有乙型病毒性肝炎病史10年,6个月以来食欲减退,全身乏力,有时有恶心,最近2周双下肢出现水肿,腹胀明显,遂来医院就诊。

4. 该患者最可能的诊断是（　　）
A. 右心衰竭　　　　B. 肝炎后肝硬化
C. 肾病综合征　　　　D. 肾小球肾炎
E. 胆囊炎

5. 该患者阳性体征,除外（　　）
A. 腹部膨隆　　　　B. 腹壁静脉曲张
C. 肝病面容　　　　D. 肝脏进行性肿大
E. 肝掌

6. 叩诊时腹部出现移动性浊音,提示腹腔内游离液体量为（　　）
A. 100 mL　　　　B. 300 mL
C. 1000 mL　　　　D. 500 mL
E. 1500 mL

（7~9题共用题干）

患者,男性,55岁。因食欲减退、腹胀、双下肢水肿3周入院。查体:双下肢水肿,腹部膨隆,移动性浊音阳性,肝右肋下1 cm,质地韧,表面有结节。

7. 该患者最可能的诊断是（　　）
A. 腹腔积液　　　　B. 急性腹膜炎
C. 肾性水肿　　　　D. 心源性水肿
E. 营养不良

8. 以下哪项为肝硬化患者特有体征（　　）
A. 蜘蛛痣　　　　B. 肝大,肝表面不光滑
C. 腹腔积液　　　　D. 下肢水肿
E. 肝病面容

9. 该患者最主要的护理问题是（　　）
A. 营养失调　　　　B. 体液过多
C. 焦虑　　　　D. 皮肤完整性受损
E. 腹胀

(10～12 题共用题干)

患者,男性,50 岁,腹部剧烈疼痛 2 h,急诊入院。查体:患者意识清楚,被动体位,生命体征正常。拟诊断为"急性胃穿孔"。

10. 护士拟对其进行腹部触诊,该患者腹壁紧张度应为(　　)

    A. 全腹紧张度减弱　　　　　　　　B. 全腹紧张度增加

    C. 局部腹壁紧张度减弱　　　　　　D. 局部腹壁紧张度增加

    E. 全腹紧张度适中

11. 护士拟对其进行腹部叩诊,则其肝浊音界变化可能为(　　)

    A. 肝浊音界上移　　　　　　　　　B. 肝浊音界下移

    C. 肝浊音界扩大　　　　　　　　　D. 肝浊音界缩小

    E. 肝浊音界消失

12. 护士拟对其进行腹部肠鸣音听诊,则可表现为(　　)

    A. 肠鸣音增强　　　　　　　　　　B. 肠鸣音减弱

    C. 肠鸣音活跃　　　　　　　　　　D. 肠鸣音亢进

    E. 肠鸣音正常

(二)简答题

1. 简述腹壁紧张度增加的临床意义。

2. 简述肝大的临床意义。

(三)病例题

患者,男性,34 岁,2 h 前突然发生左上腹剧烈疼痛,伴恶心、呕吐、畏寒。查体:T 38.5 ℃,P 78 次/min,R 18 次/min,BP 120/80 mmHg。左上腹部压痛(+)、腹肌紧张,麦氏点压痛(-),墨菲征(-)。

问题:①该患者可能的疾病是什么? ②该患者的实验室检查要重点观察哪个指标? ③该患者目前首优的护理诊断/问题是什么?

(四)OSCE 案例

案例摘要:患者,男性,47 岁,因"反复乏力 3 年余,腹胀、恶心、乏力 1 月余"入院。查体:T 36 ℃,P 90 次/min,R 20 次/min,BP 130/86 mmHg。急诊拟诊断为"慢加急性肝衰竭"。

第一站:请完善该患者病史采集。

第二站:请为该患者进行一项最重要的体格检查。

第三站:请说出该患者进一步需要做的辅助检查。

第四站:请提出 3 个主要的护理诊断/问题。

【学习资源】

腹部评估
（视诊、听诊、
叩诊）

腹部评估
（腹部浅触诊、
腹部深触诊）

腹部评估
（肝脏双手
触诊法、胆
囊触痛征检
查、麦氏点
检查）

腹部评估
思维导图

（尹海鹰　覃凤飞　石文文）

第九节　肛门、直肠与男性生殖器检查

学习目标

❖ **知识目标**

①阐述肛门、直肠和男性生殖器检查方法；②掌握肛门和直肠检查常用体位；③总结肛门、直肠和男性生殖器检查异常的临床意义。

☞重点：肛门与直肠检查常用体位。

☞难点：肛门、直肠和男性生殖器检查异常的临床意义。

❖ **能力目标**

①能准确地为患者做肛门、直肠和男性生殖器检查，并指导患者取适宜的体位；②通过肛门、直肠和男性生殖器检查能判断异常体征的临床意义。

❖ **素质目标**

培养学生为患者进行肛门、直肠和男性生殖器检查时，做好充分解释，注意保护患者隐私，理解、关心和尊重患者。

【案例与思考】

患者，男性，75岁，便秘1个月。3天前排便时肛门剧烈疼痛，伴有鲜红色血液。查体：肛门周围皮肤裂开，形成溃疡。

思考：①该患者做直肠肛管检查时，最适合的体位是什么？②该患者是什么疾病？

同步练习题

（一）单项选择题

A1 型题

1. 肛门、直肠检查以( )为主
   A. 视诊和叩诊 　　　　　　　B. 视诊和触诊
   C. 视诊和听诊 　　　　　　　D. 叩诊和触诊
   E. 触诊和听诊

2. 肛门和直肠检查，左侧卧位适用于( )
   A. 直肠脱垂者 　　　　　　　B. 内痔者
   C. 直肠息肉者 　　　　　　　D. 病重者
   E. 精囊积液者

3. 检查直肠息肉时，最适宜采取的体位是( )
   A. 仰卧位 　　　　　　　　　B. 肘膝位
   C. 截石位 　　　　　　　　　D. 蹲位
   E. 左侧卧位

4. 肛门和直肠检查取肘膝位时，病变在肛门前正中点，按时钟方向记录为( )
   A. 3 点钟 　　　　　　　　　B. 6 点钟
   C. 9 点钟 　　　　　　　　　D. 10 点钟
   E. 12 点钟

5. 肛门和直肠检查取仰卧位时，病变在肛门后正中点，按时钟方向记录为( )
   A. 3 点钟 　　　　　　　　　B. 6 点钟
   C. 9 点钟 　　　　　　　　　D. 10 点钟
   E. 12 点钟

6. 下列关于外痔的描述，错误的是( )
   A. 在齿状线以下 　　　　　　B. 表面为肛管皮肤覆盖者
   C. 紫红色柔软包块 　　　　　D. 疼痛
   E. 不痛

7. 下列关于内痔的描述，错误的是( )
   A. 在齿状线以上 　　　　　　B. 紫红色包块
   C. 常有明显疼痛 　　　　　　D. 表面为直肠黏膜覆盖者
   E. 出血

8. 区分睾丸鞘膜积液与阴囊疝的方法是( )
   A. 压尺试验 　　　　　　　　B. 班氏试验
   C. 直腿抬高试验 　　　　　　D. 透光试验
   E. 浮髌试验

9.阴茎头部出现淡红色小丘疹并融合成蕈样,呈乳头状突出,见于(　　)

A.阴茎癌
B.下疳

C.阴茎硬结症
D.尖锐湿疣

E.龟头炎

10.阴茎有硬结,伴暗红色溃疡,易出血、恶臭,见于(　　)

A.阴茎癌
B.下疳

C.阴茎硬结症
D.尖锐湿疣

E.龟头炎

11.阴囊水肿见于(　　)

A.血吸虫病
B.肾病综合征

C.尖锐湿疣
D.淋巴炎

E.淋巴管阻塞

12.触诊输精管呈串珠样改变,见于(　　)

A.输精管结核
B.精索急性炎症

C.精索静脉曲张
D.附睾结核

E.隐睾

A2 型题

1.患者,男性,65 岁,在泌尿外科门诊行膀胱直肠检查。该患者最适宜采取的体位是(　　)

A.仰卧位
B.肘膝位

C.右侧卧位
D.蹲位

E.左侧卧位

2.患者,男性,40 岁。自诉排便时疼痛,排出的粪便有少量鲜红色血液。查体:肛门外观狭窄,肛管皮肤裂开。该患者可能是(　　)

A.肛门感染
B.肛裂

C.痔疮
D.肛门直肠瘘

E.直肠脱垂

3.患者,男性,70 岁。因"排大便时有肿物脱出、出血半年,加重 3 天"入院。查体:肛内 12 点钟方向触及黏膜隆起。该患者可能是(　　)

A.肛门感染
B.肛裂

C.痔疮
D.肛门直肠瘘

E.直肠脱垂

4.患者,男性,63 岁。反复便后肛内脱出肉状物 1 月余。查体:肛内括约肌松弛,脱出物圆而大,长约 2 cm,表面有环形皱襞,附着黏液。该患者可能是(　　)

A.肛门感染
B.肛裂

C.痔疮
D.肛门直肠瘘

E.直肠脱垂

5.患者,男性,53 岁,直肠指诊时有触痛伴波动感。见于(　　)

A.肛裂
B.肛门、直肠周围脓肿

C.直肠息肉
D.直肠癌

E.痔疮

6.患者,男性,77岁,直肠指诊时触及柔软、光滑且有弹性的包块。见于(　　)

A.肛裂
B.肛门、直肠周围脓肿

C.直肠息肉
D.直肠癌

E.痔疮

7.患者,男性,60岁,因"便意频繁、排便习惯改变1个月,加重3天"入院。直肠指诊触及坚硬且凹凸不平的包块,指套染血。见于(　　)

A.直肠息肉
B.前列腺癌

C.直肠癌
D.直肠周围脓肿

E.痔疮

8.患者,男性,45岁,阴囊瘙痒,皮肤增厚、暗红色,呈苔藓样,有浆液渗出。见于(　　)

A.阴囊水肿
B.阴囊疝

C.鞘膜积液
D.阴囊湿疹

E.阴囊象皮肿

A3 型题

(1~3题共用题干)

患者,男性,55岁。因"尿痛、排尿不尽7天,不能排尿1天"入院。诊断为"急性前列腺增生"。

1.该患者行前列腺检查时,最适宜的体位是(　　)

A.仰卧位
B.肘膝位

C.截石位
D.蹲位

E.右侧卧位

2.触诊时,对该患者前列腺描述正确的是(　　)

A.前列腺肿大、无压痛
B.前列腺表面光滑、质地坚硬

C.前列腺表面光滑、质韧
D.前列腺沟消失、表面呈结节状

E.前列腺沟变浅、表面凹凸不平

3.该患者首优的护理诊断/问题是(　　)

A.体温过高
B.体液过多

C.疼痛:尿不尽
D.排尿障碍:前列腺增生

E.皮肤完整性受损

(4~6题共用题干)

患者,男性,65岁,阴囊肿胀,皮肤粗糙、增厚,呈象皮样。辅助检查:丝虫微丝蚴(+)。

4.该患者阴囊肿胀,可能是(　　)

A.阴囊水肿
B.阴囊疝

C.鞘膜积液
D.阴囊湿疹

E.阴囊象皮肿

5.该疾病的主要病因是（　　　）

 A.血丝虫病   B.肾病综合征

 C.尖锐湿疣   D.阴囊过敏

 E.附睾肿瘤

6.该患者首优的护理诊断/问题是（　　　）

 A.体温过高   B.营养失调

 C.体液过多   D.疼痛

 E.排尿障碍

（二）简答题

1.简述内痔、外痔与混合痔的异同。

2.简述直肠部分脱垂与直肠全部脱垂的异同。

（三）病例题

患者，男性，68岁。因"便血3个月，加重2天"入院。患者3个月前出现间断性便中带血，呈鲜红色，无脓血便，大便不规律，无腹胀、腹泻和呕血等。2天前便血增多。查体：T 36.0 ℃，P 82 次/min，R 18 次/min，BP 120/80 mmHg；慢性病容，体型消瘦，意识清醒，精神差。辅助检查：内镜示直肠占位性病变。初步诊断为"直肠癌"。

问题：①该患者3个主要的护理诊断/问题是什么？②该患者行直肠指诊，会出现哪些阳性体征？

（四）OSCE 案例

案例摘要：患者，男性，80岁，因"双侧阴囊肿大1个月"入院。查体：T 38.5 ℃，P 80 次/min，R 24 次/min，BP 110/80 mmHg；半卧位，发育正常，慢性病容，体型消瘦，意识清醒，神情焦虑，口唇干燥。辅助检查：透光试验（+）。初步诊断为"双侧鞘膜积液"。

第一站：请完善该患者病史采集。

第二站：请为该患者进行一项最主要的体格检查。

第三站：请说出该患者进一步需要做的辅助检查。

第四站：请提出3个主要的护理诊断/问题。

【学习资源】

肛门、直肠、男
性生殖器检查
思维导图

（石文文　黄亿元）

第十节 脊柱、四肢与关节检查

学习目标

❖ **知识目标**

①说出脊柱和四肢病变的主要临床表现;②阐明脊柱和四肢检查的内容;③评价脊柱和四肢的检查方法、异常改变及其临床意义。

☞重点:四肢形态异常的临床意义。

☞难点:四肢形态异常的病理机制。

❖ **能力目标**

①能准确地为患者做脊柱、四肢与关节检查;②在临床上能判断常见四肢形态异常的临床意义。

❖ **素质目标**

培养学生为患者进行脊柱、四肢与关节检查时,能够保护患者,敬畏生命。

【案例与思考】

患者,男性,35岁,主诉"间歇性腰骶部疼痛1年,脊柱活动受限1个月"。患者1年前无明显诱因出现间断性腰骶部疼痛,疼痛多见于夜间,休息时加重,活动后减轻。1个月前脊柱活动受限,夜间翻身困难,晨僵明显。

思考:①该患者可能是什么疾病? ②如何给该患者进行脊柱评估?

同步练习题

(一)单项选择题

A1 型题

1. 脊柱由(　　)组成

A. 7个颈椎、12个胸椎、5个腰椎、4个骶椎和3个尾椎

B. 6个颈椎、12个胸椎、5个腰椎、4个骶椎和4个尾椎

C. 7个颈椎、12个胸椎、5个腰椎、5个骶椎和4个尾椎

D. 7个颈椎、11个胸椎、5个腰椎、5个骶椎和4个尾椎

E. 7个颈椎、12个胸椎、4个腰椎、4个骶椎和3个尾椎

2. 两肩胛冈内端的连线通过(　　)

A. 第 1 胸椎棘突   B. 第 2 胸椎棘突

C. 第 3 胸椎棘突   D. 第 4 胸椎棘突

E. 第 5 胸椎棘突

3. 两肩胛下角的连线通过(   )

     A. 第 5 胸椎棘突   B. 第 6 胸椎棘突

     C. 第 7 胸椎棘突   D. 第 8 胸椎棘突

     E. 第 9 胸椎棘突

4. 脊柱从侧面观察有呈"S"形的 4 个生理弯曲,即(   )

     A. 颈椎和胸椎前凸,腰椎和骶椎后凸   B. 颈椎和骶椎前凸,胸椎和腰椎后凸

     C. 颈椎和骶椎后凸,胸椎和腰椎前凸   D. 颈椎和腰椎后凸,胸椎和骶椎前凸

     E. 颈椎和腰椎前凸,胸椎和骶椎后凸

5. 脊柱后凸多发生在(   )

     A. 颈段   B. 胸段

     C. 腰段   D. 骶段

     E. 尾段

6. 脊柱前凸多发生在(   )

     A. 颈段   B. 胸段

     C. 腰段   D. 骶段

     E. 尾段

7. 正常人活动范围较大的椎体是(   )

     A. 胸椎和腰椎   B. 胸椎和骶椎

     C. 骶椎和尾椎   D. 颈椎和腰椎

     E. 颈椎和尾椎

8. 颈椎段活动受限常见于(   )

     A. 颈椎病   B. 椎间盘突出症

     C. 腰椎脱位   D. 腰椎椎管狭窄

     E. 腰椎结核

9. 腰椎段活动受限常见于(   )

     A. 颈椎病   B. 椎间盘突出症

     C. 颈椎外伤   D. 颈椎骨折

     E. 颈部肌纤维组织炎

10. 脊柱压痛常见于(   )

     A. 脊柱结核   B. 佝偻病

     C. 脊柱发育不良   D. 肌肉麻痹

     E. 营养不良

11. 脊柱直接叩击法常用于什么的检查(   )

     A. 颈椎和胸椎   B. 颈椎和腰椎

     C. 胸椎和腰椎   D. 腰椎和尾椎

E. 颈椎和骶椎

12. 四肢和关节检查以什么为主（　　）

    A. 视诊和叩诊　　　　　　　　B. 视诊和触诊

    C. 叩诊和触诊　　　　　　　　D. 视诊和嗅诊

    E. 叩诊和听诊

13. 两肩关节一高一低，短颈耸肩，称为（　　）

    A. 方肩　　　　　　　　　　　B. 耸肩

    C. 肩章状肩　　　　　　　　　D. 高尔夫肘

    E. 网球肘

14. 正常人肘关节伸直时，肱骨内、外上髁与尺骨鹰嘴位于一条直线，屈肘90°时，此三点连线组成一等腰三角形，称为（　　）

    A. 肘后三角　　　　　　　　　B. 肘前三角

    C. 肘后直角　　　　　　　　　D. 肘前直角

    E. 肘上三角

15. "高尔夫肘"见于（　　）

    A. 先天性肩胛骨高耸症　　　　B. 脊柱侧弯

    C. 肩关节脱位　　　　　　　　D. 外伤性肩锁关节脱位

    E. 肌腱炎

16. 桡神经损伤者可表现为（　　）

    A. 手腕餐叉样畸形　　　　　　B. 匙状甲

    C. 爪形手　　　　　　　　　　D. 猿掌

    E. 腕垂畸形

17. 类风湿关节炎患者可出现的肢体畸形是（　　）

    A. 匙状甲　　　　　　　　　　B. 梭形关节

    C. 爪形手　　　　　　　　　　D. 猿掌

    E. 腕垂畸形

18. 足内、外翻畸形见于（　　）

    A. 佝偻病　　　　　　　　　　B. 脊髓灰质炎后遗症

    C. 大骨节病　　　　　　　　　D. 偏瘫

    E. 肢端肥大症

19. 踝关节跖屈，前半足着地，称为（　　）

    A. 扁平足　　　　　　　　　　B. 弓形足

    C. 马蹄足　　　　　　　　　　D. 正常足

    E. 跟足畸形

20. 足纵弓高起，横弓下陷，足背隆起，足趾分开，称为（　　）

    A. 扁平足　　　　　　　　　　B. 弓形足

    C. 马蹄足　　　　　　　　　　D. 跟足畸形

    E. 正常足

A2 型题

1. 患者,女性,49 岁,腹部向前凸起,臀部向后凸出。见于( )
   A. 脊柱结核　　　　　　　　　　　B. 强直性脊柱炎
   C. 椎间盘突出症　　　　　　　　　D. 大量腹腔积液
   E. 胸椎骨折

2. 患者,男性,30 岁,因"脊柱侧凸"入院。改变体位侧凸不能纠正。见于( )
   A. 椎间盘突出症　　　　　　　　　B. 脊髓灰质炎后遗症
   C. 儿童发育期坐姿不良　　　　　　D. 脊柱炎
   E. 先天性脊柱发育不良

3. 患者,男性,40 岁,肩关节弧形轮廓消失,肩峰凸出。见于( )
   A. 先天性肩胛骨高耸症　　　　　　B. 脊柱侧弯
   C. 肩关节脱位　　　　　　　　　　D. 外伤性肩锁关节脱位
   E. 肌腱炎

4. 患者,男性,25 岁,右手桡骨外端畸形,手向对侧偏移呈餐叉样。见于( )
   A. 正中神经损伤　　　　　　　　　B. 科利斯骨折(Colles fracture)
   C. 桡神经损伤　　　　　　　　　　D. 尺神经损伤
   E. 类风湿关节炎

5. 患者,女性,58 岁,掌指关节过伸,指间关节屈曲,骨间肌和大小鱼际萎缩,呈鸟爪样,见于( )
   A. 类风湿关节炎　　　　　　　　　B. 正中神经损伤
   C. 尺神经损伤　　　　　　　　　　D. 缺铁性贫血
   E. 肺癌

6. 患者,男性,48 岁,右手拇指不能外展、对掌,大鱼际萎缩,手掌面显平坦。见于( )
   A. 类风湿关节炎　　　　　　　　　B. 正中神经损伤
   C. 尺神经损伤　　　　　　　　　　D. 缺铁性贫血
   E. 肝硬化

7. 患者,女性,70 岁,指端增生、肥厚、增宽,指甲从根部到末端拱形隆起。见于( )
   A. 类风湿关节炎　　　　　　　　　B. 支气管肺癌
   C. 尺神经损伤　　　　　　　　　　D. 缺铁性贫血
   E. 巨人症

8. 患者,女性,35 岁,甲中央凹陷,边缘翘起,变薄,表面粗糙带条纹。见于( )
   A. 类风湿关节炎　　　　　　　　　B. 支气管肺癌
   C. 麻风病　　　　　　　　　　　　D. 缺铁性贫血
   E. 肢端肥大症

9. 患者,男性,23 岁,手指、足趾粗而短,手背、足背厚而宽。见于( )
   A. 类风湿关节炎　　　　　　　　　B. 支气管肺癌

C. 慢性肺脓肿   D. 缺铁性贫血

E. 肢端肥大症

10. 患者,男性,18 岁,膝关节过度后伸形成向前的反屈状。见于( )

    A. 佝偻病   B. 大骨节病

    C. 膝关节结核   D. 膝关节积液

    E. 先天性畸形

A3 型题

(1~3 题共用题干)

患儿,女性,12 个月,因"哭闹、多汗半个月"入院。家长诉半个月前患儿常出现哭闹,夜间尤为明显,难以安抚。查体:T 36.3 ℃,P 100 次/min,R 28 次/min,体重 9.5 kg,身高 72 cm;前囟大小为 1.5 cm×1.3 cm,枕秃,肋缘外翻。

1. 该患儿可能的疾病是( )

    A. 脊柱结核   B. 脑膜炎

    C. 脊髓灰质炎   D. 佝偻病

    E. 肌无力

2. 该患儿可能出现的肢体畸形是( )

    A. 脊柱后凸   B. 脊柱前凸

    C. 脊柱侧弯   D. 足内翻

    E. 足外翻

3. 目前该患儿首优的护理诊断/问题是( )

    A. 知识缺乏   B. 有感染的风险

    C. 营养失调:低于机体需要量   D. 潜在并发症:骨骼畸形

    E. 焦虑

(4~6 题共用题干)

患者,男性,50 岁,因"左侧膝关节疼痛、肿胀 1 个月"入院。患者 1 年前无明显诱因出现左侧膝关节疼痛、肿胀,疼痛以晨起时明显、阴雨天显著。查体:T 36.0 ℃,P 90 次/min,R 20 次/min,BP 110/80 mmHg;浮髌试验(+)。

4. 该患者可能的疾病为( )

    A. 佝偻病   B. 大骨节病

    C. 膝关节结核   D. 膝关节积液

    E. 膝关节脱臼

5. 该患者浮髌试验阳性,提示积液( )

    A. ≤5 mL   B. ≤10 mL

    C. ≥15 mL   D. ≥30 mL

    E. ≥50 mL

6. 该患者目前首优的护理诊断/问题是( )

    A. 穿着自理缺陷   B. 疼痛:膝关节痛

    C. 躯体移动障碍   D. 步行障碍

E. 有跌倒的危险

（二）简答题

简述佝偻病膝内翻畸形和膝外翻畸形的不同点。

（三）病例题

患者,女性,28岁,因"头晕、乏力、面色苍白3个月,加重2天"入院。3个月前出现头晕、乏力和面色苍白,活动后尤为明显,休息后可缓解;无呼吸困难、恶心、呕吐、呕血、黑便等。2年前月经量增多,有暗红色血块。查体:T 37.0 ℃,P 72 次/min,R 18 次/min,BP 90/60 mmHg。慢性病容,中度贫血貌,意识清楚。实验室检查:红细胞计数 3.6×10^{12}/L,血红蛋白65 g/L。初步诊断为"缺铁性贫血"。

问题:①该患者最主要的体格检查是什么? ②该患者可能出现的阳性体征是什么? ③该患者3个主要的护理诊断/问题是什么?

（四）OSCE 案例

案例摘要:患者,女性,60岁,因"反复四肢关节疼痛15年余,加重伴晨僵10天"入院。查体:T 36.2 ℃,P 70 次/min,R 20 次/min,BP 100/72 mmHg。急性病容,体型匀称,意识清楚,表情痛苦,自动体位。初步诊断为"类风湿关节炎"。

第一站:请完善该患者病史采集。

第二站:请为该患者进行一项最主要的体格检查。

第三站:请说出该患者进一步需要做的辅助检查。

第四站:请提出3个主要的护理诊断/问题。

【学习资源】

脊柱、四肢
与关节检查
思维导图

（石文文　黄亿元）

第十一节 神经系统检查

学习目标

❖ **知识目标**

①说出肌力、肌张力的检查方法;②解释浅反射、深反射的检查方法;③阐明共济运动的检查方法;④说明不随意运动的临床意义;⑤描述病理反射的检查方法;⑥描述脑膜刺激征的检查方法;⑦总结神经系统检查阳性体征的临床意义。

☞重点:病理反射和脑膜刺激征的检查方法。

☞难点:①浅反射、深反射减弱或消失的临床意义;②病理反射、脑膜刺激征阳性的临床意义。

❖ **能力目标**

①能准确地为患者进行神经系统检查;②通过神经系统检查能判断异常体征的临床意义。

❖ **素质目标**

培养学生为患者进行神经系统检查时,做到耐心、细心,有爱心和责任心,体现护理人文关怀。

【案例与思考】

患者,男性,66岁,因"突发左侧肢体麻木、乏力2天"入院,家属代诉患者2天前睡醒时突然发现左侧肢体麻木、乏力,左上肢不能抬起,下肢尚可拖步行走,伴头晕、言语含糊,讲话欠利索,病程中无畏寒、发热、恶心、呕吐、头痛,无呛咳、吞咽困难、意识障碍等,病后到当地医院就诊,无明显好转。今为进一步治疗而至我院就诊,头颅CT检查提示"脑梗死",门诊拟以"脑梗死"收入我科。

思考:①作为当班护士,你认为该患者需要做哪些体格检查? ②该患者可能出现哪些阳性体征?

【操作流程】

神经系统检查操作流程见图2-9。

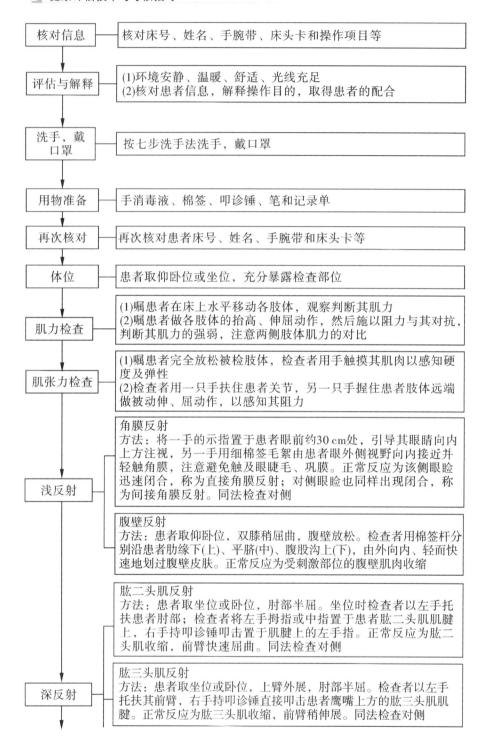

| 核对信息 | 核对床号、姓名、手腕带、床头卡和操作项目等 |

| 评估与解释 | (1)环境安静、温暖、舒适、光线充足
(2)核对患者信息，解释操作目的，取得患者的配合 |

| 洗手，戴口罩 | 按七步洗手法洗手，戴口罩 |

| 用物准备 | 手消毒液、棉签、叩诊锤、笔和记录单 |

| 再次核对 | 再次核对患者床号、姓名、手腕带和床头卡等 |

| 体位 | 患者取仰卧位或坐位，充分暴露检查部位 |

| 肌力检查 | (1)嘱患者在床上水平移动各肢体，观察判断其肌力
(2)嘱患者做各肢体的抬高、伸屈动作，然后施以阻力与其对抗，判断其肌力的强弱，注意两侧肢体肌力的对比 |

| 肌张力检查 | (1)嘱患者完全放松被检肢体，检查者用手触摸其肌肉以感知硬度及弹性
(2)检查者用一只手扶住患者关节，另一只手握住患者肢体远端做被动伸、屈动作，以感知其阻力 |

| 浅反射 | **角膜反射**
方法：将一手的示指置于患者眼前约30 cm处，引导其眼睛向内上方注视，另一手用细棉签毛絮由患者眼外侧视野向内接近并轻触角膜，注意避免触及眼睫毛、巩膜。正常反应为该侧眼睑迅速闭合，称为直接角膜反射；对侧眼睑也同样出现闭合，称为间接角膜反射。同法检查对侧 |
| | **腹壁反射**
方法：患者取仰卧位，双膝稍屈曲，腹壁放松。检查者用棉签杆分别沿患者肋缘下(上)、平脐(中)、腹股沟上(下)，由外向内、轻而快速地划过腹壁皮肤。正常反应为受刺激部位的腹壁肌肉收缩 |

| 深反射 | **肱二头肌反射**
方法：患者取坐位或卧位，肘部半屈。坐位时检查者以左手托扶患者肘部；检查者将左手拇指或中指置于患者肱二头肌肌腱上，右手持叩诊锤叩击置于肌腱上的左手指。正常反应为肱二头肌收缩，前臂快速屈曲。同法检查对侧 |
| | **肱三头肌反射**
方法：患者取坐位或卧位，上臂外展，肘部半屈。检查者以左手托扶其前臂，右手持叩诊锤直接叩击患者鹰嘴上方的肱三头肌肌腱。正常反应为肱三头肌收缩，前臂稍伸展。同法检查对侧 |

膝反射
方法：患者取坐位或仰卧位，坐位时，膝关节屈曲90°，小腿自然下垂；仰卧位时，检查者用左手在患者腘窝处托起其双下肢，使膝关节屈曲约120°，右手持叩诊锤叩击髌骨下方股四头肌肌腱。正常反应为小腿伸展。同法检查对侧

跟腱反射(又称踝反射)
方法：患者取仰卧位，下肢外旋外展位，屈膝约90°，检查者用左手握住患者足掌使足背屈成直角，右手持叩诊锤叩击患者跟腱。正常反应为腓肠肌收缩，足向跖面屈曲。同法检查对侧

霍夫曼(Hoffmann)征
方法：患者手指微屈，检查者左手持握患者腕部，右手中指及示指夹持患者的中指并稍向上提，使其腕部轻度伸展，然后检查者以右手拇指快速弹刮患者的中指指甲。阳性反应为其余四指轻度掌屈。同法检查对侧

病理反射

巴宾斯基(Babinski)征
方法：患者取仰卧位，双下肢伸直，检查者左手固定患者踝部，右手用棉签杆沿患者足底外侧缘，由足跟向前划至小趾根部，再转向 拇趾侧。观察有无拇趾背屈伴其余四趾扇形展开。同法检查对侧

查多克(Chaddock)征
方法：患者取仰卧位，检查者用棉签杆由患者外踝下方向前划至足背外侧。观察有无拇趾背屈伴其余四趾扇形展开。同法检查对侧

奥本海姆(Oppenheim)征
方法：患者取仰卧位，检查者以拇指和示指沿患者胫骨前缘用力自上而下滑压，直至踝关节上方。观察有无拇趾背屈伴其余四趾扇形展开。同法检查对侧

戈登(Gordon)征
方法：检查者用手挤压患者的腓肠肌。观察有无拇趾背屈伴其余四趾扇形展开。同法检查对侧

思政：注意检查手法的异同点，培养学生善于思考和归纳总结的好习惯

脑膜刺激征

颈强直(neck rigidity)
方法：患者取仰卧位，检查者一手置于其胸前，另一只手托扶其枕部，做上、下、左、右旋转，被动屈颈动作。观察颈部是否柔软，有无抵抗力

克尼格(Kernig)征
方法：患者取仰卧位，检查者将患者一侧髋关节、膝关节屈曲成直角，然后左手固定膝关节，右手将其小腿尽量上抬。正常人膝关节可伸达135°以上。询问其 有无疼痛，观察患者的面部表情。同法检查对侧

布鲁津斯基(Brudzinski)征
方法：患者取仰卧位，下肢自然伸直，检查者一手置于患者胸前以维持胸部位置不变，另一手托起患者枕部使其头部前屈。观察有无双侧髋关节和膝关节同时向腹部屈曲

思政：检查时把握好力度，询问患者感受，注重人文关怀

洗手，记录 | 按七步洗手法洗手，记录评估结果

图2-9 神经系统检查操作流程

【考核标准】

肌力和肌张力检查评分标准见表 2-23；生理反射检查评分标准见表 2-24；病理反射检查评分标准见表 2-25；脑膜刺激征检查评分标准见表 2-26。

表 2-23　肌力和肌张力检查评分标准

程序	规范项目	得分	评分细则
操作前准备 （10 分）	1. 仪表、着装、态度	2	一处不符合要求扣 1 分
	2. 解释，取得患者的配合；核对患者信息	2	一处不符合要求扣 1 分
	3. 环境整洁、舒适	2	一处不符合要求扣 1 分
	4. 洗手，戴口罩	4	一处不符合要求扣 2 分
操作过程 （52 分）	1. 体位	4	嘱患者取仰卧位（2 分），暴露被评估部位（2 分）
	2. 方法	48	（1）肌力检查：①嘱患者在床上水平移动各肢体，观察判断其肌力（10 分）；②嘱患者做各肢体的抬高、伸屈动作（10 分），检查者从相反方向给予适当的阻力，让患者对抗，了解其对阻力的克服能力，注意两侧肢体的对比（8 分） （2）肌张力检查：①嘱患者肌肉放松（4 分），检查者用手触摸患者肌肉，感知其硬度及弹性（8 分）；②用一只手扶住患者关节（4 分），另一只手握住患者肢体远端做被动伸、屈动作，感知其阻力（8 分）
结果 （6 分）	汇报结果	6	该患者肌力正常/异常，属于几级（3 分）；肌张力正常/异常（3 分）
回答相关问题 （20 分）	略	20	略
操作后评价 （12 分）	1. 整理床单位、致谢	2	一处不符合要求扣 1 分
	2. 洗手、记录	3	一处不符合要求扣 1 分
	3. 全过程稳、准、轻、快，操作规范	3	一处不符合要求扣 1 分
	4. 语言通俗易懂，态度和蔼，沟通有效	2	未与患者沟通扣 2 分，态度、语言不符合要求或沟通无效扣 1 分，不关心、体贴患者扣 1 分
	5. 操作时间：全程不超过 5 min	2	时间每超过 60 s 扣 1 分
合计		100	

表2-24　生理反射检查评分标准

程序	规范项目	得分	评分细则
操作前准备 （10分）	1. 仪表、着装、态度	2	一处不符合要求扣1分
	2. 解释，取得患者的配合；核对患者信息	2	一处不符合要求扣1分
	3. 环境整洁、舒适	2	一处不符合要求扣1分
	4. 洗手，戴口罩	2	一处不符合要求扣1分
	5. 用物准备	2	少一件或一件不符合要求扣1分
操作过程 （60分）	1. 患者体位	2	根据病情和评估需要取合适体位（2分），充分暴露检查部位（2分）
	2. 浅反射评估	16	（1）角膜反射：嘱患者眼睛向内上方注视（2分），用细棉签毛絮由患者眼外侧视野向内接近并轻触角膜，评估角膜反射，注意避免触及眼睑毛（4分） （2）腹壁反射：嘱患者仰卧，两下肢稍屈以使腹壁放松（4分），然后用棉签杆由外向内按上、中、下3个部位轻划患者两侧腹壁皮肤，正常可见受刺激腹壁肌肉收缩（6分）
	3. 深反射评估	42	肱二头肌反射：检查者以左手托扶患者肘部，将拇指置于患者肱二头肌肌腱上，右手持叩诊锤叩击置于肌腱上的拇指。正常反应为肱二头肌收缩，前臂快速屈曲（3分）。同法检查对侧（3分） 肱三头肌反射：检查者以左手托扶患者的前臂，右手持叩诊锤直接叩击患者鹰嘴上方的肱三头肌肌腱。正常反应为肱三头肌收缩，前臂稍伸展（4分）。同法检查对侧（4分） 膝反射：患者取仰卧位，检查者左手置于患者腘窝处，托起关节呈120°屈曲（或取坐位，双下肢自然下垂），右手持叩诊锤叩击患者髌骨下方的股四头肌肌腱。正常反应为小腿伸展（4分）。同法检查对侧（4分） 跟腱反射：嘱患者取仰卧位，髋、膝关节稍屈曲，下肢取外旋外展位。检查者用左手托扶患者足掌，使足稍呈过伸位，用叩诊锤叩击患者跟腱。正常反应为腓肠肌收缩，足向跖面屈曲；如卧位不能引出时，可嘱患者跪于椅面上，双足自然下垂，然后轻叩跟腱，反应同前（4分）。同法检查对侧（4分） 霍夫曼（Hoffmann）征：检查者左手握持患者腕部（1分），右手示指、中指夹持患者的中指并稍向上提（1分），使其腕部轻度过伸，以右手拇指快速弹刮患者中指指甲（4分），观察其余四指有无轻度掌屈（2分）。同法检查对侧（4分）
结果 （5分）	汇报结果	5	该患者浅反射正常/异常（3分），深反射正常/异常（2分）

续表 2-24

程序	规范项目	得分	评分细则
回答相关问题 (15 分)	略	15	略
操作后评价 (10 分)	1. 整理床单位、致谢	2	一处不符合要求扣 1 分
	2. 洗手、记录	2	一处不符合要求扣 1 分
	3. 全过程稳、准、轻、快,操作规范	2	一处不符合要求扣 1 分
	4. 语言通俗易懂,态度和蔼,沟通有效	2	未与患者沟通扣 2 分,态度、语言不符合要求或沟通无效扣 1 分,不关心、体贴患者扣 1 分
	5. 操作时间:全程不超过 8 min	2	时间每超过 60 s 扣 1 分
合计		100	

表 2-25 病理反射检查评分标准

程序	规范项目	得分	评分细则
操作前准备 (10 分)	1. 仪表、着装、态度	2	一处不符合要求扣 1 分
	2. 解释,取得患者的配合;核对患者信息	2	一处不符合要求扣 1 分
	3. 环境整洁、舒适	2	一处不符合要求扣 1 分
	4. 洗手、戴口罩	2	一处不符合要求扣 1 分
	5. 用物准备	2	少一件或一件不符合要求扣 1 分
操作过程 (63 分)	1. 体位	3	根据病情和评估需要取合适体位(2 分),充分暴露检查部位(1 分)
	2. 巴宾斯基(Babinski)征	15	左手固定患者踝部,右手用棉签杆沿患者足底外侧缘(4 分),由足跟向前划至小趾根部再转向内侧(3 分),观察有无跗趾背屈伴其余四趾扇形展开(2 分)。同法检查对侧(6 分)
	3. 查多克(Chaddock)征	15	患者取仰卧位,检查者用棉签杆由患者外踝下方向前划至足背外侧(6 分),观察有无跗趾背屈伴其余四趾扇形展开(2 分)。同法检查对侧(7 分)
	4. 奥本海姆(Oppenheim)征	15	检查者用拇指和示指(或示指和中指)从患者膝关节下方(3 分),沿胫骨前缘用力由上向下滑压,直至踝关节上方(4 分),观察有无跗趾背屈伴其余四趾扇形展开(2 分)。同法检查对侧(6 分)
	5. 戈登(Gordon)征	15	检查者用拇指和其余四指相对捏压腓肠肌(6 分),观察有无跗趾背屈伴其余四趾扇形展开(2 分)。同法检查对侧(7 分)

续表2-25

程序	规范项目	得分	评分细则
结果 (5分)	汇报结果	5	该患者病理反射呈阳性/阴性(5分)
回答相关问题 (12分)	略	12	略
操作后评价 (10分)	1. 整理床单位、致谢	2	一处不符合要求扣1分
	2. 洗手、记录	2	一处不符合要求扣1分
	3. 全过程稳、准、轻、快,操作规范	2	一处不符合要求扣1分
	4. 语言通俗易懂,态度和蔼,沟通有效	2	未与患者沟通扣2分,态度、语言不符合要求或沟通无效扣1分,不关心、体贴患者扣1分
	5. 操作时间:全程不超过6 min	2	时间每超过60 s扣1分
合计		100	

表2-26　脑膜刺激征检查评分标准

程序	规范项目	得分	评分细则
操作前准备 (10分)	1. 仪表、着装、态度	2	一处不符合要求扣1分
	2. 解释,取得患者的配合;核对患者信息	2	一处不符合要求扣1分
	3. 环境整洁、舒适	2	一处不符合要求扣1分
	4. 洗手,戴口罩	4	一处不符合要求扣2分
操作过程 (60分)	1. 颈强直	20	嘱患者去枕仰卧,双下肢伸直(3分);检查者右手置于患者胸前,左手托扶患者枕部,做上、下、左、右旋转,被动屈颈动作(15分);观察颈部是否柔软,有无抵抗力(2分)
	2. 布鲁津斯基(Brudzinski)征	20	嘱患者仰卧,双下肢伸直(2分);检查者右手按于患者胸前,以维持胸部位置不变(5分);左手托扶患者枕部做屈颈动作(10分);观察有无双膝及双髋同时屈曲(3分)
	3. 克尼格(Kernig)征	20	将患者一侧髋关节、膝关节屈成直角并保持不变(5分),左手扶住患者膝盖,右手托住踝部,使小腿尽量上抬。正常人伸膝达135°以上(5分)。询问患者有无疼痛(3分),观察患者的面部表情(2分)。同法检查对侧(5分)
结果 (5分)	汇报结果	5	该患者脑膜刺激征呈阳性/阴性(5分)
回答相关问题 (15分)	略	15	略

续表2-26

程序	规范项目	得分	评分细则
操作后评价 (10分)	1.整理床单位、致谢	2	一处不符合要求扣1分
	2.洗手、记录	2	一处不符合要求扣1分
	3.全过程稳、准、轻、快,操作规范	2	一处不符合要求扣1分
	4.语言通俗易懂,态度和蔼,沟通有效	2	未与患者沟通扣2分;态度、语言不符合要求或沟通无效扣1分,不关心、体贴患者扣1分
	5.操作时间:全程不超过6 min	2	时间每超过60 s扣1分
合计		100	

同步练习题

(一)单项选择题

A1 型题

1.下列哪项不属于深反射(　　)
　　A.膝反射　　　　　　　　　　B.腹壁反射
　　C.肱二头肌反射　　　　　　　D.肱三头肌反射
　　E.桡反射

2.下列哪项不属于浅反射(　　)
　　A.角膜反射　　　　　　　　　B.腹壁反射
　　C.提睾反射　　　　　　　　　D.跟腱反射
　　E.跖反射

3.深反射亢进常见于(　　)
　　A.末梢神经炎　　　　　　　　B.神经根炎
　　C.骨关节病　　　　　　　　　D.肌营养不良
　　E.上运动神经元瘫痪

4.角膜反射完全消失见于(　　)
　　A.面神经瘫痪　　　　　　　　B.深昏迷患者
　　C.锥体束损害　　　　　　　　D.脊髓前角灰质炎
　　E.颈髓病变

5.下列关于肌张力的描述,正确的是(　　)
　　A.是指肢体做某种主动运动时肌肉最大的收缩力
　　B.除肌肉的收缩力外,还可以动作的幅度与速度来衡量
　　C.是指静息状态下的肌肉紧张度
　　D.肌张力增加时可表现为关节过伸
　　E.肌张力减弱见于锥体束损害

6. 下列关于肌力的描述,错误的是(　　　)

　　A. 0 级是完全瘫痪

　　B. 肌力 1～4 级者称为不完全瘫痪

　　C. 1 级是仅见肌肉收缩,但无肢体运动

　　D. 2 级是肢体能在床上水平移动,但不能抬离床面

　　E. 3 级是肢体能抬离床面,能做抗阻力动作

7. 偏瘫多见于(　　　)

　　A. 脑出血　　　　　　　　　　　B. 脑动脉血栓形成

　　C. 脑栓塞　　　　　　　　　　　D. 脑肿瘤

　　E. 以上都正确

8. 肌张力增高常见于(　　　)

　　A. 周围神经炎　　　　　　　　　B. 小脑病变

　　C. 锥体束损害　　　　　　　　　D. 脊髓前角灰质炎

　　E. 以上都正确

9. 一侧上肢或下肢瘫痪,常伴有同侧脑神经损害,称为(　　　)

　　A. 单瘫　　　　　　　　　　　　B. 偏瘫

　　C. 截瘫　　　　　　　　　　　　D. 交叉性瘫痪

　　E. 局限性瘫痪

10. 以下哪项检查可以判断患者的瘫痪程度(　　　)

　　A. 病理反射　　　　　　　　　　B. 脑膜刺激征

　　C. 肌力　　　　　　　　　　　　D. 肌张力

　　E. 肌肉萎缩

11. 评估患者肌肉坚实,被动运动阻力增加,此为(　　　)

　　A. 肌力增强　　　　　　　　　　B. 肌力减弱

　　C. 肌张力增高　　　　　　　　　D. 肌张力降低

　　E. 肌张力消失

12. 反射中枢为腰髓 2～4 节的反射是(　　　)

　　A. 肱二头肌反射　　　　　　　　B. 肱三头肌反射

　　C. 腹壁反射　　　　　　　　　　D. 膝反射

　　E. 跟腱反射

13. 反射中枢为骶髓 1～2 节的反射是(　　　)

　　A. 肱二头肌反射　　　　　　　　B. 肱三头肌反射

　　C. 腹壁反射　　　　　　　　　　D. 膝反射

　　E. 跟腱反射

14. 运动功能检查,除外(　　　)

　　A. 神经反射检查　　　　　　　　B. 肌力检查

　　C. 肌张力检查　　　　　　　　　D. 不随意运动

　　E. 共济运动

15.共济运动检查,除外(　　)
　　A.指鼻试验　　　　　　　　　　B.跟-膝-胫试验
　　C.快速轮替试验　　　　　　　　D.克尼格(Kernig)征
　　E.龙贝格(Romberg)征

16.脑膜刺激征见于(　　)
　　A.休克　　　　　　　　　　　　B.脑梗死
　　C.脑膜炎　　　　　　　　　　　D.昏迷
　　C.颅脑外伤

17.以下不属于病理反射的是(　　)
　　A.跟腱反射　　　　　　　　　　B.克尼格(Kernig)征
　　C.奥本海姆(Oppenheim)征　　　D.巴宾斯基(Babinski)征
　　E.查多克(Chaddock)征

18.戈登(Gordon)征阳性的表现是(　　)
　　A.屈颈时,双侧膝关节和髋关节同时屈曲
　　B.蹋趾背伸,其余四趾扇形展开
　　C.蹋趾背伸,其余四趾屈曲
　　D.蹋趾背屈,其余四趾扇形展开
　　E.蹋趾背屈,其余四趾屈曲及扇形展开

19.脑膜刺激征的检查方法有(　　)
　　A.颈强直、克尼格(Kernig)征、拉塞格(Lasègue)征
　　B.巴宾斯基(Babinski)征、克尼格(Kernig)征、布鲁津斯基(Brudzinski)征
　　C.克尼格(Kernig)征、拉塞格(Lasègue)征、布鲁津斯基(Brudzinski)征
　　D.颈强直、克尼格(Kernig)征、布鲁津斯基(Brudzinski)征
　　E.颈强直、戈登(Gordon)征、布鲁津斯基(Brudzinski)征

20.下列哪项属于病理反射(　　)
　　A.龙贝格(Romberg)征　　　　　B.拉塞格(Lasègue)征
　　C.戈登(Gordon)征　　　　　　　D.克尼格(Kernig)征
　　E.布鲁津斯基(Brudzinski)征

21.病理反射阳性常见于(　　)
　　A.颅内压升高　　　　　　　　　B.脊髓损伤
　　C.蛛网膜下腔出血和脑膜炎　　　D.锥体束损害、休克、昏迷、麻醉等
　　E.锥体外系病变

22.病理反射不包括(　　)
　　A.克尼格(kernig)征　　　　　　B.奥本海姆(Oppenheim)征
　　C.戈登(Gordon)征　　　　　　　D.查多克(Chaddock)征
　　E.巴宾斯基(Babinski)征

23.一只手置于患者膝关节前方,另一只手托其踝部,将小腿抬高,表现为伸膝受限,伴大腿后侧和腘窝疼痛,称为(　　)

A. 布鲁津斯基(Brudzinski)征(+)　　B. 克尼格(Kernig)征(+)

C. 巴宾斯基(Babinski)征(+)　　D. 布鲁津斯基(Brudzinski)征(-)

E. 克尼格(Kernig)征(-)

A2 型题

1. 患者,男性,50岁,因车祸造成颅底骨折,出现左侧不能闭眼,微笑时口角偏向右侧,可能损伤的脑神经是(　　)

   A. 左侧面神经　　　　　　　　　B. 右侧面神经

   C. 左侧三叉神经　　　　　　　　D. 右侧三叉神经

   E. 左侧迷走神经

2. 患者,女性,62岁,既往有高血压病史10年,突发左侧上下肢无力3 h入院,体格检查时左上肢可见轻微肌肉收缩,无肢体运动,肌张力轻微增加。该患者目前肌力分级为(　　)

   A. 0 级　　　　　　　　　　　　B. 1 级

   C. 2 级　　　　　　　　　　　　D. 3 级

   E. 4 级

3. 患者,男性,3岁,体格检查触摸患者肌肉松软,被动运动阻力降低,关节运动范围扩大,由此判断为(　　)

   A. 肌力减弱　　　　　　　　　　B. 肌力增强

   C. 肌张力降低　　　　　　　　　D. 肌张力增高

   E. 肌张力消失

4. 患儿,女性,9岁,就诊时不自主地做鬼脸、转颈、耸肩、手指间断性伸屈、摆手和伸臂等动作,家长述此症状睡眠时可减轻或消失,此症状为(　　)

   A. 手足徐动　　　　　　　　　　B. 意向性震颤

   C. 动作性震颤　　　　　　　　　D. 舞蹈样运动

   E. 手足搐搦

5. 患者,男性,51岁,以"脑梗死"收治入院,出现共济失调。评估时以下哪项检查与患者运动功能无关(　　)

   A. 闭目难立征　　　　　　　　　B. 快速轮替动作

   C. 卧立位试验　　　　　　　　　D. 跟-膝-胫试验

   E. 指鼻试验

6. 患者,女性,45岁,因发现右侧直接和间接角膜反射消失入院,该患者病变神经可能是(　　)

   A. 左侧面神经　　　　　　　　　B. 右侧面神经

   C. 左侧三叉神经　　　　　　　　D. 右侧三叉神经

   E. 左侧动眼神经

7. 患者,男性,50岁,腹壁检查时上腹部反射消失,提示该患者病损位于(　　)

   A. 颈髓 5 ~ 6 节　　　　　　　　B. 颈髓 6 ~ 7 节

   C. 胸髓 7 ~ 8 节　　　　　　　　D. 胸髓 9 ~ 10 节

E. 胸髓 11～12 节

A3 型题

(1～3 题共用题干)

患者,男性,43 岁,今晨出门买菜后出现右侧耳后疼痛、面部歪斜,入院检查发现右侧眼裂变大、闭眼不全。

1. 根据上述检查结果,患者最可能的诊断是(　　)

  A. 左侧面神经周围性损害   B. 右侧面神经周围性损害

  C. 左侧三叉神经损害   D. 右侧三叉神经损害

  E. 右侧面神经中枢性损害

2. 若考虑是面神经损害,需要进一步注意是否(　　)

  A. 微笑或露齿时口角不偏,鼓腮及吹口哨时右侧漏气

  B. 微笑或露齿时口角歪向左侧,鼓腮及吹口哨时右侧漏气

  C. 微笑或露齿时口角歪向右侧,鼓腮及吹口哨时右侧漏气

  D. 微笑或露齿时口角歪向左侧,鼓腮及吹口哨时左侧漏气

  E. 微笑或露齿时口角歪向右侧,鼓腮及吹口哨时左侧漏气

3. 若考虑是面神经损害性面部表情肌瘫痪,还要注意检查是否有(　　)

  A. 舌前 1/3 味觉丧失   B. 舌后 2/3 味觉丧失

  C. 舌前 2/3 味觉丧失   D. 舌后 1/3 味觉丧失

  E. 舌中 2/3 味觉丧失

(4～6 题共用题干)

患者,男性,65 岁,因"发热、咳嗽、右胸痛 10 天,意识不清 1 h"入院,患者有高血压病史 20 年余。查体:昏睡状,角膜反射减弱,左侧上下肢体瘫痪,脑膜刺激征阳性。入院诊断为"脑出血"。

4. 该患者目前存在的护理诊断/问题,除外(　　)

  A. 急性意识障碍   B. 肢体活动障碍

  C. 有营养失调的危险   D. 潜在并发症:失血性休克

  E. 有皮肤完整性受损的危险

5. 该患者左侧上下肢肌力属于(　　)

  A. 0 级   B. 1 级

  C. 2 级   D. 3 级

  E. 4 级

6. 支持患者诊断最重要的依据是(　　)

  A. 意识障碍   B. 发热、咳嗽

  C. 偏瘫   D. 脑膜刺激征阳性

  E. 角膜反射减弱

(7～9 题共用题干)

患者,女性,32 岁,劳累后出现下肢肌力障碍、充盈性尿失禁,以"急性脊髓炎"入院。查体:膝反射消失,巴宾斯基(Babinski)征(+)。

7. 患者膝反射消失提示受累脊髓包括(　　　)

    A. 颈髓 5～6 节   B. 胸髓 11～12 节

    C. 腰髓 2～4 节   D. 骶髓 1～2 节

    E. 骶髓 4～5 节

8. 根据膝反射消失的检查结果,患者出现的神经反射障碍属于(　　　)

    A. 浅反射障碍   B. 深反射障碍

    C. 病理反射障碍   D. 肌力反射障碍

    E. 脑膜刺激征障碍

9. 该患者巴宾斯基(Babinski)征(+)的表现为(　　　)

    A. 踇趾背屈,其余四趾扇形展开   B. 踇趾背伸,其余四趾扇形展开

    C. 示指背屈,其余四指扇形展开   D. 五趾均背屈

    E. 拇指背屈,其余四指内收

(10～12 题共用题干)

患者,男性,67 岁,因"发热、咳嗽、右胸痛 10 天,意识不清 1 h"入院,有高血压病史 30 年余。查体:昏睡状,角膜反射减弱,左侧上下肢体瘫痪,脑膜刺激征阳性。

10. 该患者目前出现意识障碍最可能的原因是(　　　)

    A. 流行性乙型脑炎   B. 脑膜炎

    C. 脑出血   D. 中毒性脑炎

    E. 蛛网膜下腔出血

11. 支持上述诊断最重要的依据是(　　　)

    A. 偏瘫   B. 意识障碍

    C. 角膜反射减弱   D. 脑膜刺激征阳性

    E. 发热后出现意识障碍

12. 为明确诊断,首选的检查项目是(　　　)

    A. 胸部 CT   B. 脑部 CT

    C. 血脂检查   D. 血液黏度检查

    E. 脑脊液检查

(二)简答题

1. 简述肌力的分级及主要特点。

2. 简述脑膜刺激征阳性的临床意义。

3. 简述病理反射阳性的临床意义。

(三)病例题

患者,女性,65 岁,因"右侧肢体麻木、站立不稳 1 天"由家属送入院。患者今晨起床后自觉右侧肢体麻木,不能自行梳洗,站立不稳。入院后经检查考虑为"脑梗死"。

问题:①该患者体格检查可能出现哪些异常体征? ②该患者神经系统检查的重点是什么?

(四)OSCE 案例

案例摘要:患者,男性,58 岁,因"左侧肢体乏力、麻木,口角歪斜 10 h"入院。查体:

T 36.8 ℃,P 82 次/min,R 20 次/min,BP 158/96 mmHg,意识清醒,左侧鼻唇沟变浅,左侧肢体肌张力 2～3 级。既往有 10 年余的高血压病史。初步诊断为"脑梗死"。

第一站:请完善该患者病史采集。

第二站:请为该患者进行一项最重要的体格检查。

第三站:请说出该患者进一步需要做的辅助检查。

第四站:请提出 3 个主要的护理诊断/问题。

【学习资源】

神经系统
评估

神经系统检查
思维导图

（卢孟密　韦梅娟）

第三章 实验室检查

学习目标

❖ **知识目标**

①阐述影响实验室检查结果的因素,掌握标本的采集与处理方法;②归纳各项实验室检查项目的参考值及临床意义;③总结实验室检查结果异常的临床意义。

☞重点:标本采集方法、实验室检查结果主要影响因素及避免干扰的措施。

☞难点:实验室检查项目参考值及临床意义。

❖ **能力目标**

①学会为患者进行采集标本,懂得避免操作对实验室检查结果的干扰;②通过解读实验室检查结果判断其异常的临床意义。

❖ **素质目标**

培养学生为患者采集实验室检查标本时,能做好充分解释,指导患者密切配合,注意保护患者的隐私,理解、关心和尊重患者。

【案例与思考】

患者,男性,25岁,受凉后寒战、发热、咳嗽、咳黄色黏稠痰2天。查体:T 39 ℃,P 110 次/min,R 23 次/min,BP 130/90 mmHg;两肺呼吸音增粗,两下肺可闻及少量湿啰音。

思考:①该患者是什么疾病? ②该患者应该做哪些实验室检查? 需要注意什么?

同步练习题

(一)单项选择题

A1 型题

1. 下列哪项不属于标本采集前的影响因素(　　　)
    A. 饮食、情绪
    B. 运动、体位
    C. 药物
    D. 检查申请单填写质量
    E. 止血带使用不当
2. 动脉采血主要用于什么检查(　　　)
    A. 血常规
    B. 肾功能

C. 肝功能   D. 血气分析

E. 血糖

3. 生化检查宜空腹多少小时后采血(　　)

A. 6 ~ 8 h   B. 8 ~ 10 h

C. 8 ~ 12 h   D. 10 ~ 12 h

E. 12 ~ 24 h

4. 尿细菌学检查和微生物培养时宜留取(　　)

A. 晨尿   B. 中段尿

C. 3 h 尿   D. 12 h 尿

E. 24 h 尿

5. 中度贫血是指血红蛋白水平在(　　)

A. <120 g/L   B. 90 ~ 110 g/L

C. 60 ~ 90 g/L   D. 30 ~ 60 g/L

E. <30 g/L

6. 粒细胞缺乏症是指外周血中性粒细胞绝对值(　　)

A. $<0.5 \times 10^9/L$ B. $<1.0 \times 10^9/L$

C. $<2.0 \times 10^9/L$ D. $<3.0 \times 10^9/L$

E. $<4.0 \times 10^9/L$

7. 下列体液中不含血型物质的是(　　)

A. 唾液   B. 尿液

C. 胃液   D. 脑脊液

E. 羊水

8. 不会造成红细胞沉降率(血沉)加快的因素是(　　)

A. 血沉管倾斜   B. 室温高于 35 ℃

C. 标本有血凝块   D. 标本溶血

E. 标本量少

9. 正常人血容量占比是(　　)

A. 4% ~ 6%   B. 4% ~ 8%

C. 6% ~ 8%   D. 6% ~ 10%

E. 8% ~ 10%

10. 多尿是指 24 h 尿量在(　　)

A. 800 ~ 1000 mL   B. 1000 ~ 1200 mL

C. 1200 ~ 1500 mL   D. 1500 ~ 2000 mL

E. 2500 mL 以上

11. 尿路感染常会出现(　　)

A. 无色尿   B. 茶色尿

C. 酱油样尿   D. 深黄色尿

E. 乳白色尿

12. 黑便及柏油样便见于( )
    A. 阿米巴痢疾 　　　　　　　　 B. 上消化道出血
    C. 重症霍乱 　　　　　　　　　 D. 小肠炎症
    E. 胆管阻塞

13. 阿米巴痢疾患者的大便为( )
    A. 黏液便 　　　　　　　　　　 B. 鲜血便
    C. 血中带脓,暗红色果酱样便 　 D. 柏油样便
    E. 白色陶土样便

14. 血钾的正常值为( )
    A. 3.0~4.0 mmol/L 　　　　　 B. 3.5~5.3 mmol/L
    C. 4.0~5.0 mmol/L 　　　　　 D. 5.0~6.0 mmol/L
    E. >6.5 mmol/L

15. 浆膜腔积液检查的主要目的是( )
    A. 了解有无肿瘤细胞 　　　　　 B. 鉴别积液的性质和引起积液的致病原因
    C. 观察疗效 　　　　　　　　　 D. 做生化检查
    E. 做细胞学检查

16. 毛细血管常用的采血部位是( )
    A. 手背 　　　　　　　　　　　 B. 肘部
    C. 足跟 　　　　　　　　　　　 D. 手指
    E. 耳垂

17. 诊断滴虫性阴道炎的依据是阴道分泌物涂片中( )
    A. 白细胞增多 　　　　　　　　 B. 阴道杆菌减少
    C. 红细胞增多 　　　　　　　　 D. 找到病原体
    E. 上皮细胞减少

18. 红细胞和血红蛋白减少的原因是( )
    A. 严重腹泻 　　　　　　　　　 B. 大面积烧伤
    C. 肺源性心脏病 　　　　　　　 D. 铁供应或吸收不足
    E. 肾上腺皮质功能亢进

19. 下列关于渗出液的描述,错误的是( )
    A. 不易凝固 　　　　　　　　　 B. 混浊
    C. 可含大量细菌 　　　　　　　 D. 可呈黄色脓样
    E. 可形成凝块

20. 下列哪项不是精液检查的目的( )
    A. 法医学研究 　　　　　　　　 B. 不孕症研究
    C. 确诊睾丸癌 　　　　　　　　 D. 判断输精管切除是否完全
    E. 精子库筛选优质精子

A2 型题

1. 患者,男性,25岁,受凉后出现发热,伴咽痛、咳嗽、咳痰,T 39.8 ℃。此时宜做的实

验室检查是( )

A.血常规 B.尿常规

C.粪便常规 D.肝功能

E.血糖

2.患者,女性,38 岁,尿频、尿急、尿痛伴排尿灼热感 3 天。宜进行的实验室检查是( )

A.血常规 B.尿常规

C.粪便常规 D.肝功能

E.肾功能

3.患者,男性,56 岁,饮酒后解黑便 3 天,无恶心、呕吐、腹痛、腹泻现象。此时最需要进行的实验室检查是( )

A.血常规 B.尿常规

C.粪便隐血试验 D.出凝血时间

E.血气分析

4.患者,男性,63 岁,恶心、食欲减退、乏力、皮肤巩膜黄染 1 月余。应进行的实验室检查是( )

A.血常规 B.尿常规

C.肝功能 D.肾功能

E.血生化

5.患者,男性,52 岁,体型肥胖,反复多饮、多食、多尿半年余,体重下降 5 kg,查尿糖阳性。为明确诊断,需要做的实验室检查是( )

A.毛细血糖 B.餐后 1 h 血糖

C.餐后 2 h 血糖 D.随机血糖

E.口服葡萄糖耐量试验(OGTT)

6.患者,女性,42 岁,多汗、怕热、食欲增加、精神亢奋、消瘦 1 年余。宜进行的实验室检查是( )

A.甲状腺激素检查 B.肾上腺激素检查

C.性激素检查 D.血生化

E.肾功能

7.患者,男性,67 岁,消瘦,反复咳嗽、咳痰、午后潮热、乏力、食欲减退半年余。为明确诊断,需要进行的实验室检查是( )

A.血常规 B.尿常规

C.粪便常规 D.肝功能

E.痰涂片找抗酸杆菌

8.患者,女性,5 岁,发热、恶心、呕吐 1 周。查体颈抵抗,病理征阳性。为明确诊断,需要进一步做的实验室检查是( )

A.血常规 B.浆膜腔积液检查

C.脑脊液检查 D.骨髓细胞学检查

E. 尿常规

9. 患者,男性,61 岁,突发胸骨后疼痛伴大汗淋漓 1 h。体型肥胖,长期吸烟史。为明确诊断,最需要做的实验室检查是(　　)

　　A. 血常规　　　　　　　　　　B. 心肌酶学检查

　　C. 肝功能　　　　　　　　　　D. 肾功能

　　E. 凝血功能

10. 患者,男性,55 岁,反复颜面部水肿 1 月余,解泡沫样尿,每日尿量为 400 ~ 500 mL。为明确诊断,需要进行的实验室检查是(　　)

　　A. 血常规　　　　　　　　　　B. 粪便常规

　　C. 肝功能　　　　　　　　　　D. 肾功能

　　E. 凝血功能

A3 型题

(1~3 题共用题干)

患者,女性,25 岁,因"尿频、尿急、尿痛伴尿道口灼热、排尿不尽感 5 天"入院。查体:急性痛苦面容,T 39.6 ℃,P 112 次/min,R 23 次/min,BP 120/80 mmHg。

1. 该患者最需要做的实验室检查项目是(　　)

　　A. 粪便常规　　　　　　　　　　B. 尿常规

　　C. 肝功能　　　　　　　　　　D. 肾功能

　　E. OGTT

2. 患者的尿液外观呈(　　)

　　A. 无色尿　　　　　　　　　　B. 茶色尿

　　C. 酱油样尿　　　　　　　　　D. 深黄色尿

　　E. 乳白色尿

3. 该患者首优的护理诊断/问题是(　　)

　　A. 体温过高　　　　　　　　　　B. 体液过多

　　C. 排尿异常　　　　　　　　　　D. 营养失调:低于机体需要量

　　E. 焦虑

(4~6 题共用题干)

患者,男性,55 岁,反复口干、多饮、多食、多尿,体重下降 3 月余。查体:生命体征正常,体型肥胖。

4. 该患者为明确诊断,需要做的实验室检查是(　　)

　　A. 血常规　　　　　　　　　　B. 尿常规

　　C. 粪便常规　　　　　　　　　D. 肝功能

　　E. OGTT

5. 检查结果显示空腹血糖 7.8 mmol/L,餐后 2 h 血糖 15.8 mmol/L,该患者可能的诊断是(　　)

　　A. 高血压　　　　　　　　　　B. 高脂血症

　　C. 冠心病　　　　　　　　　　D. 糖尿病

E. 胰腺炎

6. 该疾病的主要病因是( )

A. 长期肥胖   B. 胰岛素分泌过少

C. 胰岛素抵抗   D. 糖摄入过多

E. 酗酒

(二)简答题

1. 简述影响实验室检查结果的因素。

2. 简述血液标本可采集的部位。

3. 简述粪便标本的采集与处理方法。

4. 简述白细胞病理性增多的临床意义。

5. 简述各种异常尿液外观的临床意义。

6. 简述常见粪便颜色与性状异常改变的临床意义。

7. 简述 OGTT 的标本采集方法。

8. 简述血钾异常的临床意义。

(三)病例题

患者,女性,27 岁。孕 15 周,因"面色苍白、头晕、眼花、乏力 10 天"入院。患者 3 个月前有明显孕吐,进食量少,体重下降 2 kg。查体:T 36.8 ℃,P 102 次/min,R 20 次/min,BP 118/82 mmHg;腹部膨隆如孕周大小。

问题:该患者 3 个主要的护理诊断/问题是什么? ②该患者需要做哪些血液检查?有何临床意义?

(四)OSCE 案例

案例摘要:患者,男性,22 岁,因"发热、气促、咳嗽、咳黄色黏稠痰 1 周"入院。查体:T 38.5 ℃,P 96 次/min,R 24 次/min,BP 120/80 mmHg;意识清醒,平卧位,急性病容,体型正常。辅助检查:血常规示白细胞计数 $13.8×10^9$/L。初步诊断为"肺炎"。

第一站:请完善该患者病史采集。

第二站:请为该患者进行一项最主要的体格检查。

第三站:请说出该患者进一步需要做的辅助检查。

第四站:请提出 3 个主要的护理诊断/问题。

【学习资源】

实验室检查
思维导图(1)

实验室检查
思维导图(2)

(龙 华 农洁金)

第四章 心电图检查

❖ 知识目标

①完成常规十二导联心电图的操作流程;②阐述心电导联放置位置;③能够基本掌握心电图的阅读与分析方法

☞重点:心电图的操作流程。

☞难点:心电图的阅读与分析方法。

❖ 能力目标

学会运用所学知识给患者进行心电图检查。

❖ 素质目标

①培养学生相互协作意识、急救意识,树立专业化、高质量的护理服务的观念;②树立将人文关怀贯穿于整个护理工作中的理念。

【案例与思考】

患者,男性,65 岁,因"胸痛、胸闷 2 h"入院。心电图检查结果见图 4-1。

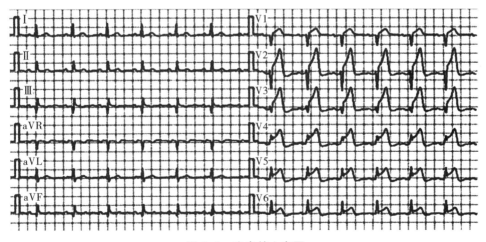

图 4-1 患者的心电图

思考:①该患者心电图诊断是什么? ②该患者心电图有什么特点?

【操作流程】

心电图检查操作流程见图4-2。

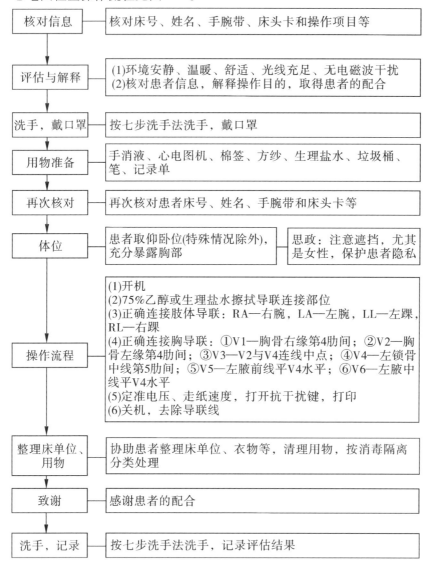

图4-2　心电图检查操作流程

【考核标准】

心电图检查评分标准见表4-1。

表4-1 心电图检查评分标准

程序	操作规程	分值	评分细则
操作前准备 （10分）	1. 检查者准备：着装整洁，洗手，戴口罩	2	着装不整洁扣1分，未洗手、未戴口罩各扣1分
	2. 评估患者：评估患者病情、皮肤情况，向患者解释，取得患者的合作	2	评估少一项扣1分；未解释扣1分；未评估扣2分
	3. 物品准备：心电图机并检查其性能、棉签、方纱、生理盐水、笔、医疗垃圾桶	4	用物缺一项扣1分，未检查心电图机性能扣2分
	4. 环境准备：光照适宜，无电磁波干扰，关闭门窗，屏风遮挡	2	环境未准备或准备不当扣2分
操作过程 （56分）	1. 携用物至病床旁，核对床号、姓名，并予适当体位（平卧位，特殊情况除外）	3	未核对扣2分，核对不全扣1分，体位不当扣1分
	2. 开机	2	未先开机扣2分
	3. 暴露患者两手腕内侧、两下肢内踝皮肤，用75%乙醇棉球或生理盐水擦拭	3	未充分暴露局部扣2分，未擦拭扣1分
	4. 正确连接肢体导联：RA—右腕，LA—左腕，LL—左踝，RL—右踝	6	肢体导联连接错误一处扣6分
	5. 暴露胸前区皮肤，用75%乙醇棉球或生理盐水擦拭	3	未充分暴露局部扣2分，未擦拭扣1分
	6. 正确连接胸导联：V1—胸骨右缘第4肋间；V2—胸骨左缘第4肋间；V3—V2与V4连线中点；V4—左锁骨中线第5肋间；V5—左腋前线平V4水平；V6—左腋中线平V4水平	6	胸导联连接错误一处扣1分
	7. 定准电压、走纸速度，打开抗干扰键	6	一项未做到扣2分
	8. 正确描记各导联心电图	12	少描记一个导联心电图扣1分
	9. 观察病情，注意保暖和保护患者隐私	4	未注意病情变化扣2分，未保暖或隐私保护不够扣2分
	10. 关机，去除导联线，协助患者穿好衣服，整理床单位	4	一项未做到扣1分
	11. 在心电图报告单上标记床号、姓名、年龄、日期、时间，并向患者简要说明	7	未注明扣5分，注明少一项扣1分，未做简要说明扣2分
回答相关问题 （24分）	略	24	略

续表 4-1

程序	操作规程	分值	评分细则
操作后评价 (10分)	1. 整理床单位、致谢	2	一处不符合要求扣1分
	2. 洗手、记录	2	一处不符合要求扣1分
	3. 全过程稳、准、轻、快,操作规范	2	一处不符合要求扣1分
	4. 语言通俗易懂,态度和蔼,沟通有效	2	未与患者沟通扣2分,态度、语言不符合要求或沟通无效扣1分,不关心、体贴患者扣2分
	5. 操作时间:全程不超过 5 min	2	时间每超过 60 s 扣1分

同步练习题

(一)单项选择题

A1 型题

1. PR 间期正常值为(　　)
   A. 0.12~0.18 s　　　　　B. 0.10~0.16 s
   C. 0.20~0.24 s　　　　　D. 0.12~0.20 s
   E. 0.12~0.22 s

2. 电轴目测法主要根据哪两个导联 QRS 波群主波的方向判断(　　)
   A. Ⅰ、Ⅲ　　　　　B. Ⅰ、Ⅱ
   C. Ⅱ、Ⅲ　　　　　D. V1、V3
   E. avL、avF

3. 在心电图上 T 波反映的是(　　)
   A. 心房除极波　　　　　B. 心室快速复极波
   C. 心室缓慢复极波　　　　　D. 心房复极波
   E. 心室除极波

4. 心肌梗死的"损伤型"心电图改变主要表现为(　　)
   A. 异常 Q 波　　　　　B. T 波直立高耸
   C. ST 段改变　　　　　D. T 波倒置
   E. T 波低平

5. P 波的正常时限为(　　)
   A. >0.12 s　　　　　B. <0.12 s
   C. >0.16 s　　　　　D. <0.16 s
   E. <0.20 s

6. P 波在(　　)导联上方向向下
   A. Ⅰ　　　　　B. Ⅱ
   C. avF　　　　　D. V6
   E. avR

7. 在心电图上 ST 段反映的是(　　)

    A. 心房除极波　　　　　　　　B. 心室快速复极波

    C. 心室缓慢复极波　　　　　　D. 心房复极波

    E. 心室除极波

8. Q 波的正常时限为(　　)

    A. <0.04 s　　　　　　　　　　B. <0.10 s

    C. <0.12 s　　　　　　　　　　D. <0.16 s

    E. >0.12 s

9. Q 波的振幅正常为(　　)

    A. 小于同导联 R 波的 1/2　　　B. 大于同导联 R 波的 1/2

    C. 小于同导联 R 波的 1/4　　　D. 大于同导联 R 波的 1/4

    E. 大于同导联 R 波的 1/10

10. QT 间期正常值为(　　)

    A. 0.12~0.20 s　　　　　　　　B. 0.16~0.20 s

    C. 0.12~0.21 s　　　　　　　　D. 0.32~0.44 s

    E. 0.36~0.48 s

11. V4 导联放置的部位是(　　)

    A. 胸骨右缘第 4 肋间　　　　　B. 胸骨左缘第 4 肋间

    C. 左锁骨中线第 5 肋间　　　　D. 右锁骨中线第 5 肋间

    E. 胸骨左缘第 2 肋间

12. 下列导联放置错误的是(　　)

    A. V2—胸骨右缘第 4 肋间　　　B. V5—左腋前线平 V4 水平

    C. V3—V2 与 V4 连线中点　　　D. V6—左腋中线平 V4 水平

    E. LL—左内踝

13. 心电图机标准走纸速度为(　　)

    A. 50 mm/s　　　　　　　　　　B. 25 mm/s

    C. 10 mm/s　　　　　　　　　　D. 5 mm/s

    E. 15 mm/s

14. 当定标电压 1 mV=1 cm 时,心电图每小纵格电压为(　　)

    A. 0.1 m　　　　　　　　　　　B. 0.5 mV

    C. 1 mV　　　　　　　　　　　D. 0.2 mV

    E. 0.25 mV

15. 在心电图上 P 波反映的是(　　)

    A. 心房除极波　　　　　　　　B. 心室快速复极波

    C. 心室缓慢复极波　　　　　　D. 心房复极波

    E. 心室除极波

16. 在心电图上 QRS 波反映的是(　　)

    A. 心房除极波　　　　　　　　B. 心室快速复极波

C.心室缓慢复极波   D.心房复极波

E.心室除极波

17. QRS 波的正常时限为( )

A. 0.10 ~ 0.20 s   B. 0.12 ~ 0.20 s

C. 0.32 ~ 0.44 s   D. 0.06 ~ 0.10 s

E. 0.04 ~ 0.12 s

18. 下列导联 ST 段偏移异常的是( )

A. V1 导联上移 0.2 mV   B. V3 导联上移 0.35 mV

C. Ⅰ导联上移 0.15 mV   D. Ⅲ导联上移 0.05 mV

E. avF 导联上移 0.05 mV

19. 当右心房肥大时,其心电图特征错误的是( )

A. 肢体导联 P 波高尖,振幅≥0.25 mV

B. V1 导联 P 波直立时,振幅≥0.15 mV

C. V1 导联 P 波双向时,振幅算数和≥0.2 mV

D. P 波高尖以Ⅱ、Ⅲ、avF 最突出

E. P 波时限>0.12 s

20. 当左心房肥大时,其心电图特征正确的是( )

A. 肢体导联 P 波高尖,振幅≥0.25 mV

B. V1 导联 P 波直立时,振幅≥0.15 mV

C. V1 导联 P 波双向时,振幅算数和≥0.2 mV

D. P 波高尖以Ⅱ、Ⅲ、avF 最突出

E. P 波时限≥0.12 s

21. 心肌梗死的"坏死型"心电图改变主要表现为( )

A. 异常 Q 波   B. T 波直立高耸

C. ST 段抬高   D. T 波倒置

E. T 波低平

22. 心肌梗死的"缺血型"心电图改变主要表现为( )

A. 异常 Q 波   B. T 波改变

C. ST 段抬高   D. ST 段压低

E. P 波高尖

23. 下列不属于窦性心律失常的是( )

A. 窦性心动过速   B. 窦性心动过缓

C. 房室传导阻滞   D. 窦性心律不齐

E. 窦性停搏

24. 窦性心动过速的心电图特点,除外( )

A. PR 间期为 0.12 ~ 0.20 s   B. P 波规律出现

C. P 波时限>0.12 s   D. P 波频率>100 次/min

E. P 波在 avR 导联倒置

25. 室性期前收缩(简称室性早搏)的心电图特点,除外(　　　)
    A. QRS 波提前出现　　　　　　B. 宽大的 QRS 波前有 P 波
    C. QRS 波时限>0.12 s　　　　　D. T 波方向多与 QRS 相反
    E. 多为完全代偿间期

26. 阵发性室上性心动过速的心电图特点是(　　　)
    A. 频率在 300 次/min　　　　　B. P′波可辨别
    C. QRS 波形态正常　　　　　　D. 节律不规则
    E. ST-T 无变化

27. 房颤的心电图特点,除外(　　　)
    A. P 波消失
    B. RR 间距绝对不齐
    C. QRS 波形态正常
    D. 当三度房室传导阻滞合并房颤时,RR 间距整齐
    E. QRS 波时限>0.12 s

28. 二度Ⅰ型房室传导阻滞的心电图特点是(　　　)
    A. P 波后均有 QRS 波　　　　　B. PR 间期逐渐延长
    C. P 波与 QRS 波毫无关系　　　D. P 波频率慢于 QRS 波频率
    E. RR 间期逐渐延长

29. 下列对室性逸搏心律的描述正确的是(　　　)
    A. 频率在 40~60 次/min　　　　B. QRS 波宽大畸形
    C. QRS 波快速且不规则　　　　D. QRS 波慢而规则
    E. 是临床上最常见的逸搏心律

30. 下列对高钾血症的心电图描述正确的是(　　　)
    A. T 波高尖、基底变窄　　　　　B. P 波变窄
    C. QRS 波变窄　　　　　　　　D. ST 段抬高
    E. 很少发生心律失常

A2 型题

1. 患者,男性,60 岁。心电图检查:V1~V5 导联 ST 段弓背型抬高,提示(　　　)
    A. 下壁心肌梗死　　　　　　　B. 左心室肥大
    C. 右心室肥大　　　　　　　　D. 广泛前壁心肌梗死
    E. 主动脉瓣关闭不全

2. 患者,男性,48 岁。心电图检查:Ⅱ、Ⅲ、avF 导联出现病理性 Q 波,提示(　　　)
    A. 下壁心肌梗死　　　　　　　B. 左心室肥大
    C. 右心室肥大　　　　　　　　D. 广泛前壁心肌梗死
    E. 高侧壁心肌梗死

3. 患者,男性,30 岁,心电图提示:心率 96 次/min,QRS-T 提前出现,其前无 P 波,提前出现的 QRS 波宽大畸形,时限>0.12 s,代偿间期完全。该患者心律失常属于(　　　)
    A. 房颤　　　　　　　　　　　B. 心室颤动(简称室颤)

C. 房性期前收缩(简称房性早搏)   D. 室性早搏

E. 心房扑动(简称房扑)

4. 患者,男性,50 岁。心电图检查:心率 170 次/min,QRS 时限为 0.10 s,P 波不易辨别,RR 间期整齐。该患者心律失常属于(　　　)

A. 房颤   B. 室颤

C. 房扑   D. 阵发性室上性心动过速

E. 窦性心动过速

5. 患者,男性,72 岁。心电图检查:心率 150 次/min,QRS 时限为 0.2 s,ST-T 改变,未发现 P 波。该患者心律失常属于(　　　)

A. 房颤   B. 室颤

C. 房扑   D. 心室扑动(简称室扑)

E. 室性心动过速(简称室速)

6. 患者,女性,65 岁,心率 82 次/min,脉率 76 次/min,节律不规则,提示(　　　)

A. 室早   B. 房早

C. 交界性期前收缩(简称交界性早搏) D. 窦性心动过速

E. 房颤

7. 患者,男性,43 岁,心电图如下图所示,该患者心律失常属于(　　　)

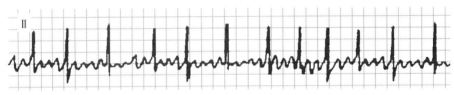

A. 阵发性室上性心动过速   B. 房颤

C. 室颤   D. 房扑

E. 窦性心动过速

8. 患者,男性,30 岁,心电图如下图所示,该患者心律属于(　　　)

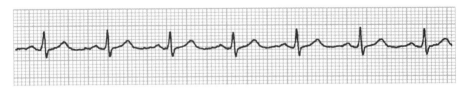

A. 正常窦性心律   B. 窦性心动过速

C. 窦性心动过缓   D. 一度房室传导阻滞

E. 房性早搏

9. 患者,男性,53 岁,心电图如下图所示,该患者心律属于(　　　)

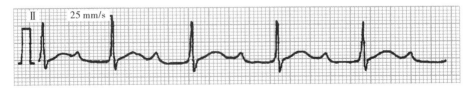

A. 窦性心动过缓　　　　　　B. 一度房室传导阻滞

C. 三度房室传导阻滞　　　　D. 房早

E. 正常窦性心律

10. 患者,女性,57 岁。心电图检查:心率 95 次/min,P 波消失,代以大小不等的 f 波,RR 间距绝对不齐,QRS 波时限为 0.06 s。该患者心律失常属于(　　)

A. 窦性心动过速　　　　　　B. 正常窦性心律

C. 房扑　　　　　　　　　　D. 房颤

E. 室颤

11. 患者,女性,45 岁。心电图检查:心率 55 次/min,PR 间期 0.28 s,QRS 波时限为 0.10 s,P 波后均有 QRS 波出现。该患者心律失常属于(　　)

A. 窦性心动过缓　　　　　　B. 正常窦性心律

C. 一度房室传导阻滞　　　　D. 二度 I 型房室传导阻滞

E. 房颤

12. 患者,女性,65 岁,突发意识丧失、呼之不应。心电监护:心率 250~300 次/min,正常 P-QRS-T 波消失,代之以大小不等、极不均齐的低小波。该患者心律失常属于(　　)

A. 阵发性室上性心动过速　　B. 房颤

C. 室颤　　　　　　　　　　D. 房扑

E. 窦性心动过速

13. 患者,女性,55 岁。心电监护:心率 20~30 次/min,QRS 波宽大畸形,时限为 0.20 s,P 波与 QRS 波之间毫无关系,P 波频率>QRS 波频率。该患者心律失常属于(　　)

A. 窦性心动过缓　　　　　　B. 左束支传导阻滞

C. 三度房室传导阻滞　　　　D. 室颤

E. 房颤

14. 患者,男性,60 岁。心电图检查:II、III、avF 导联 P 波振幅为 0.3 mV,其余波形及时限无特殊。该患者异常心电图提示(　　)

A. 左心房肥大　　　　　　　B. 右心房肥大

C. 左心室肥大　　　　　　　D. 右心室肥大

E. 双心房肥大

15. 患者,男性,55 岁。心电图检查:R_{V5} 为 3 mV,$R_{V5}+S_{V1}=4.5$ mV,R_I 为 1.8 mV,R_{avF} 为 2.3 mV,R_{avL} 为 1.5 mV。该患者为何种异常心电图(　　)

A. 左心房肥大　　　　　　　B. 右心房肥大

C. 左心室肥大　　　　　　　D. 右心室肥大

E. 双心房肥大

A3 型题

(1~3 题共用题干)

患者,男性,45 岁。因"头晕、心悸 1 个月"入院。入院心电图如下图所示。

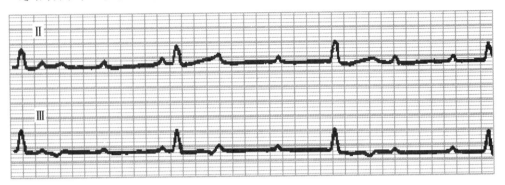

1. 该患者心室率为( )

 A. 60 次/min   B. 42 次/min

 C. 27 次/min   D. 30 次/min

 E. 32 次/min

2. 不属于该心电图特征的是( )

 A. P 波与 QRS 波毫无关系   B. 心房率大于心室率

 C. 交界性逸搏   D. P 波有其固定频率

 E. QRS 波有其固定频率

3. 该患者心电图诊断是( )

 A. 窦性心动过缓   B. 缓慢型房颤

 C. 二度 I 型房室传导阻滞   D. 二度 II 型房室传导阻滞

 E. 三度房室传导阻滞

(4~6 题共用题干)

患者,女性,32 岁,因"胸闷、胸痛、心悸 7 天,加重 1 天"入院。患者 1 周前受凉后开始出现胸闷、胸痛、心悸,未予处理。1 天前上述症状加重,遂入院就诊。查体:T 36.9 ℃,P 86 次/min,R 20 次/min,BP 132/78 mmHg。入院心电图如下图所示。

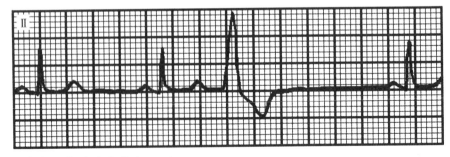

4. 该患者可能的诊断是( )

 A. 急性心肌梗死   B. 心肌炎

 C. 扩张型心肌病   D. 风湿性心脏瓣膜病

E. 主动脉夹层

5. 该患者心电图诊断为( )

A. 房颤   B. 室性早搏

C. 房性早搏   D. 交界性早搏

E. 房扑

6. 不属于该心电图特征的是( )

A. 代偿间期完全   B. QRS-T 提前出现

C. 提前出现的 QRS 波时限>0.12 s   D. 提前出现的 QRS 波前有 p 波

E. ST-T 改变

(7~9 题共用题干)

患者,男性,68 岁,因"反复咳嗽 5 年,加重伴呼吸困难 2 天"入院,心电图如下图所示。

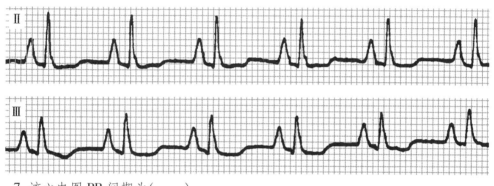

7. 该心电图 PR 间期为( )

A. 0.12 s   B. 0.16 s

C. 0.20 s   D. 0.10 s

E. 0.24 s

8. 该心电图 Ⅱ 导联 P 波振幅为( )

A. 0.1 mV   B. 0.2 mV

C. 0.3 mV   D. 0.4 mV

E. 0.5 mV

9. 该心电图诊断为( )

A. 左心房肥大   B. 右心房肥大

C. 左心室肥大   D. 右心室肥大

E. 双心房肥大型心

(10~12 题共用题干)

患者,男性,63 岁,因"胸痛 6 h"入院,入院心电图如下图所示。

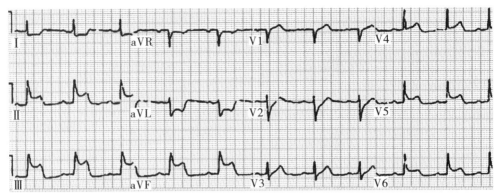

10. 该患者可能的心电图诊断为（　　　）

    A. 急性前壁心肌梗死　　　　　　B. 急性下壁心肌梗死

    C. 急性广泛前壁心肌梗死　　　　D. 急性前间壁心肌梗死

    E. 急性正后壁心肌梗死

11. 不属于该心电图特征的是（　　　）

    A. Ⅱ、Ⅲ、avF 导联 ST 段抬高　　B. Ⅰ、avL 导联 ST 段压低

    C. V5、V6 导联 ST 段抬高　　　　D. PR 间期为 0.20 s

    E. QT 间期为 0.32 s

12. 该患者心室率大约为（　　　）

    A. 50 次/min　　　　　　　　　　B. 70 次/min

    C. 90 次/min　　　　　　　　　　D. 100 次/min

    E. 120 次/min

（13～15 题共用题干）

患者，男性，53 岁，因"胸痛 2 h"入院，入院心电图如下图所示。

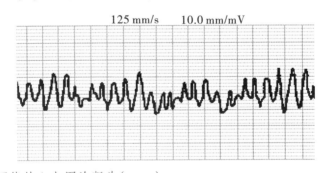

13. 该患者可能的心电图诊断为（　　　）

    A. 房颤　　　　　　　　　　　　B. 室颤

    C. 房扑　　　　　　　　　　　　D. 室扑

    E. 室速

14. 目前首要的措施是（　　　）

    A. 绝对卧床休息　　　　　　　　B. 建立静脉通道

    C. 电除颤　　　　　　　　　　　D. 使用镇痛药

　　E.使用抗心律失常药物

15.下列对该心电图描述错误的是(　　　)

　　A.正常 P-QRS-T 波消失　　　　　　　B.频率为 200 ～ 250 次/min

　　C.是极严重的致死性心律失常　　　　　D.波形大小不等

　　E.此时心脏完全不能排血

(二) 简答题

1.简述急性心肌梗死超急性期心电图表现。

2.简述正常窦性心律的心电图特征。

3.简述室颤的心电图特征及临床意义。

(三)病例题

【病例1】患者,男性,65 岁,既往有冠心病病史 12 年,4 h 前突发心前区疼痛,急诊心电图检查结果如下图所示。

问题:①该患者的心电图诊断是什么? ②该患者心电图诊断依据是什么?

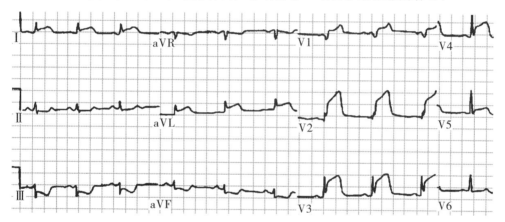

【病例2】患者,男性,35 岁,因"心悸、胸闷 3 天"入院。心电图检查结果如下图所示。

问题:①该患者的心电图诊断是什么? ②该患者心电图诊断依据是什么?

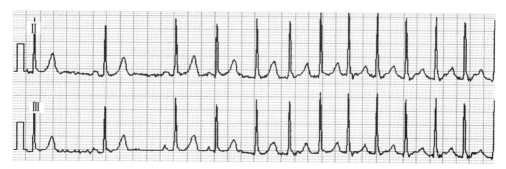

(四)OSCE 案例

案例摘要:患者,男性,60 岁,因"胸闷、胸痛 3 h"入院。查体:T 37.3 ℃,P 96 次/min,R 20 次/min,BP 146/86 mmHg。既往有 40 年余吸烟史。初步诊断为"急性心肌梗死"。

第一站:请完善该患者病史采集。

第二站:请为该患者进行一项最主要的体格检查。

第三站:请说出该患者进一步需要做的辅助检查。

第四站:请提出 3 个主要护理诊断/问题。

【知识链接】

心电图操作　　　正常心电图　　　异常心电图
　　　　　　　　思维导图　　　　思维导图

（许少伟　周汉京）

第五章　影像学检查

学习目标

❖　**知识目标**

①说明影像学检查前患者的准备及检查后的处理;②解释影像学检查技术的基本原理、图像特点及主要临床应用;③描述各系统正常及异常的影像学表现。

☞重点:影像学检查前患者的准备及检查后的处理。

☞难点:各系统正常及异常的影像学表现。

❖　**能力目标**

①能结合患者的具体情况指导患者做好检查前的准备;②能比较不同影像学检查技术的优缺点;③能根据 X 射线、CT、MRI、超声等检查结果分析患者可能存在的健康问题。

❖　**素质目标**

①培养学生尊重和爱护患者、保护患者隐私的职业精神;②培养学生严谨求实、肯于钻研和乐于探究的科学精神。

【案例与思考】

患者,女性,56 岁,2 天前无明显诱因突然出现上腹部刀割样疼痛,阵发性加重,腹胀伴呕吐。查体:T 38.5 ℃,急性病容,腹式呼吸消失或减弱,全腹有压痛、反跳痛及肌紧张,上腹部与右下腹部明显。肝浊音界缩小或消失,可有移动性浊音。

思考:①什么是影像学检查? 影像学检查包括哪些? ②该患者可选择的影像学检查及其临床意义是什么?

同步练习题

(一)单项选择题

A1 型题

1.诊断甲亢首选的影像学检查是(　　　)

　A. CT　　　　　　　　　　　　　B. X 射线平片

    C. 核医学检查   D. 造影检查

    E. MRI

2. 无放射性损伤的影像学检查是(　　　)

    A. 透视   B. X 射线平片

    C. B 超   D. 造影检查

    E. CT

3. 检查尿路结石最常用的影像学检查是(　　　)

    A. B 超   B. 腹部 X 射线平片

    C. 腹部 CT   D. 静脉尿路造影

    E. 逆行尿路造影

4. 在 X 射线平片上,肾结石的形态可表现为(　　　)

    A. 圆形   B. 卵圆形

    C. 桑葚形   D. 鹿角形

    E. 以上都可

5. 关于透视和摄片检查前的准备,下列说法正确的是(　　　)

    A. 了解病情和检查目的、方法和注意事项

    B. 做好心理护理

    C. 指导患者充分暴露检查部位,采取正确的体位和姿势,摄片时需要屏气

    D. 除去金属饰品(金属纽扣、发夹、饰物),清理受检部位

    E. 以上都是

6. 关于 X 射线检查中的防护措施,下列叙述正确的是(　　　)

    A. 缩短受照时间

    B. 增大与 X 射线源的距离

    C. 屏蔽防护,如戴铅围裙、铅手套、铅眼镜等

    D. 职业健康监测

    E. 以上都是

7. 关于 CT 平扫检查前的准备工作,下列叙述错误的是(　　　)

    A. 指导患者做好检查配合   B. 检查前不要含服金属或含碘的药物

    C. 腹部 CT 检查前 1 周不做钡餐检查   D. 造影检查前需空腹 12 h 以上

    E. 检查时去除身体上的金属物品

8. 进行冠状动脉造影检查后的处理措施,下列叙述正确的有(　　　)

    A. 穿刺部位加压包扎   B. 穿刺侧肢体制动 6～12 h

    C. 术后鼓励患者多饮水   D. 密切观察有无碘对比剂的不良反应

    E. 以上都是

9. 心肌核素显像主要用于(　　　)

    A. 冠心病心肌缺血的诊断及心功能评价

    B. 束支传导异常及预激综合征的辅助诊断

    C. 心肌病、心肌炎及瓣膜疾病的辅助诊断及心功能评价

D. 心脏病治疗前后心功能的判断

E. 以上都是

10. X 射线成像的基础是(　　　)

A. 穿透性
B. 荧光效应

C. 感光效应
D. 电离效应

E. 以上都是

11. 关于超声检查前的准备,下列叙述正确的是(　　　)

A. 胰腺检查前要禁食 8~12 h

B. 胆囊检查前日晚摄低脂肪饮食

C. 膀胱检查前 1 h 饮水 500~1000 mL

D. 妇科检查前 2~3 h 不得排尿

E. 以上都是

12. X 射线平片的缺点是(　　　)

A. 成像不够清晰
B. 不能客观记录

C. 对比度不好
D. 不能建立立体概念

E. 不能留存

13. 腹部平片无法显示下列哪项(　　　)

A. 尿路结石
B. 肾轮廓

C. 腰大肌轮廓
D. 节育环

E. 肾功能

14. 不适宜做 X 射线透视的人体器官是(　　　)

A. 肺
B. 大血管

C. 胃肠
D. 头颅

E. 心脏

15. 肺炎的 X 射线检查基本表现是(　　　)

A. 多发性空洞
B. 渗出

C. 纤维化
D. 增殖

E. 钙化

16. 下列疾病无法通过 CT 诊断的是(　　　)

A. 脑出血
B. 早期鼻窦癌

C. 中央型肺癌
D. 寄生虫病

E. 扩张型心肌病

17. 超声不适用于(　　　)

A. 肝脏检查
B. 胆囊检查

C. 子宫检查
D. 胰腺检查

E. 骨骼检查

18. 下列关于 X 射线检查前的准备,叙述错误的是(　　　)

A. 充分暴露摄照部位
B. 告知受检者检查的目的

C.优先安排早孕患者检查　　　　D.摄片时尽量少搬动创伤患者

E.危重患者摄片须有临床医护人员监护

19.临床上最常用的超声检查是（　　　）

A.A 型超声检查法　　　　　　　B.B 型超声检查法

C.D 型超声检查法　　　　　　　D.M 型超声检查法

E.F 型超声检查法

A2 型题

1.患者,男性,56 岁,拟行冠状动脉造影检查。下列检查前准备错误的是（　　　）

A.手术前一日备皮,禁食 12 h 以上　　B.训练深吸气、憋气和有效咳嗽

C.检查凝血功能等　　　　　　　　D.必要时给予镇静剂

E.以上都是

2.患者,男性,66 岁。胸片表现:密度稍高、均匀的云絮状阴影,边缘模糊不清。首先考虑病变属于（　　　）

A.渗出　　　　　　　　　　　　B.纤维化

C.钙化　　　　　　　　　　　　D.肿块

E.空洞

3.患者,女性,26 岁。常规超声检查发现有一孕囊,在诊断早孕中一般最早在妊娠第几周时检出率达 100%（　　　）

A.第 4 周　　　　　　　　　　　B.第 5 周

C.第 6 周　　　　　　　　　　　D.第 7 周

E.第 8 周

4.患者,男性,49 岁。肺部 X 射线检查表现为高密度点状或结节状阴影,病灶应属于（　　　）

A.渗出　　　　　　　　　　　　B.纤维化

C.钙化　　　　　　　　　　　　D.肿块

E.空洞

5.患者,女性,36 岁。胸片显示有一椭圆形透亮区,壁较薄,无液平,应首先考虑病变属于（　　　）

A.肺脓肿　　　　　　　　　　　B.肺结核

C.肺癌　　　　　　　　　　　　D.气胸

E.肺炎

6.患者,女性,36 岁。胸片示一侧肺野呈均匀一致的密度增高,纵隔心影向患侧移位,最可能的诊断是（　　　）

A.患侧大量胸腔积液　　　　　　B.大量心包积液

C.周围型肺癌　　　　　　　　　D.阻塞性肺不张

E.患侧胸膜粘连

7.患者,女性,39 岁,拟行 MRI 检查,患者可随身携带物件是（　　　）

A.义齿　　　　　　　　　　　　B.节育环

C. 起搏器   D. 病历

E. 发夹

8. 患者,女性,49 岁,X 射线平片显示有液平面的厚壁空洞,考虑(　　)

A. 肺炎   B. 肺结核

C. 肺脓肿   D. 肺癌

E. 慢性支气管炎

9. 患者,女性,76 岁,可疑恶性肿瘤骨转移,首选的诊断方法为(　　)

A. X 射线   B. CT

C. MRI   D. 核素骨显像

E. 超声

10. 患者,男,19 岁。骑车时摔倒,左下肢缩短,外旋 50° 畸形。为帮助诊断,首要的检查为(　　)

A. CT 检查   B. MRI 检查

C. 核素骨扫描   D. 普通 X 射线片

E. 关节造影

A3 型题

(1~2 题共用题干)

患者,女性,45 岁,患有甲亢,抗甲状腺药物治疗 2 年后因症状缓解而停药,6 个月后复发,经碘-131(^{131}I)治疗后患者来院复查。

1. 该患者需要进行的功能检查是(　　)

A. 甲状腺吸碘功能测定   B. X 射线平片

C. 体层摄影   D. 造影检查

E. B 超

2. 检查前的护理不包括(　　)

A. 停服含碘食物 4~6 周   B. 停服含碘药物 4~6 周

C. 停服抗甲状腺药物 2 周   D. 检查当天早晨空腹服 ^{131}I 后禁食 2 h

E. 检查前 30 min 饮水 300 mL

(二)简答题

简述 X 射线、CT、MRI 检查的优缺点。

(三)病例题

患者,女性,28 岁,因"停经 45 天"来院。患者平素月经规律,量中等,无痛经。患者停经 45 天自测尿妊娠试验(+),今为进一步检查来医院就诊。既往体健,已婚。初步诊断为"早孕"。

问题:①该患者最主要的影像学检查是什么?②该检查的检查前准备有哪些?③该检查的优缺点及注意事项有哪些?

(四)OSCE 案例

案例摘要:患者,男性,17 岁,因"车祸至右下肢疼痛并活动障碍"入院。查体:T

36.8 ℃,P 106 次/min,R 22 次/min,BP 110/67 mmHg。急性病容,体型匀称,意识清楚,表情痛苦。初步诊断为"右胫腓骨骨折"。

第一站:请完善该患者病史采集。

第二站:请为该患者进行一项最重要的影像学检查。

第三站:请说出影像学检查的检查前准备。

第四站:请提出 3 个主要的护理诊断/问题。

【知识链接】

影像学检查
思维导图

（许少伟　周汉京）

单项选择题参考答案

第一章第一节

A1 型题:1. B　2. A　3. C　4. E　5. B　6. D

A2 型题:1. B　2. A　3. C　4. E

A3 型题:1. A　2. C　3. B

第一章第二节

A1 型题:1. B　2. E　3. E　4. B　5. C　6. E　7. A　8. C

A2 型题:1. C　2. A　3. B　4. E　5. A

A3 型题:1. A　2. D　3. E　4. D　5. B　6. D

第一章第三节

A1 型题:1. D　2. A　3. D　4. B　5. B　6. D　7. B　8. A　9. D　10. B
　　　　11. E　12. E　13. A　14. D　15. E　16. B　17. B　18. B　19. A　20. B
　　　　21. B　22. D　23. A　24. B　25. A　26. D　27. C　28. D　29. A　30. B
　　　　31. A　32. A　33. E　34. A　35. A　36. D　37. B　38. A　39. B

A2 型题:1. A　2. D　3. B　4. C　5. E　6. B　7. B　8. A　9. B　10. B
　　　　11. C　12. C　13. A　14. C　15. A　16. A

A3 型题:1. B　2. C　3. B　4. A　5. B　6. A

第二章第一节

A1 型题:1. C　2. B　3. C　4. A　5. B　6. A　7. E　8. E　9. B　10. B
　　　　11. B　12. C　13. C　14. D　15. B

A2 型题:1. A　2. E　3. D　4. D　5. B

A3 型题:1. E　2. C　3. D　4. C　5. E　6. A

第二章第二节

A1 型题:1. A　2. E　3. A　4. D　5. B　6. D　7. C　8. B　9. C　10. E
　　　　11. D　12. B　13. B　14. E　15. C　16. E　17. D　18. D　19. A　20. B
　　　　21. C　22. E　23. D　24. E　25. C　26. B　27. D　28. E　29. D　30. C

A2 型题:1. C　2. D　3. B　4. B　5. E　6. B　7. C　8. C　9. C　10. B
　　　　11. D　12. A　13. E　14. D　15. B

A3 型题:1. B　2. C　3. D　4. C　5. D　6. A　7. B　8. C　9. A　10. D
　　　　11. A　12. A　13. C　14. B　15. E

第二章第三节

A1 型题:1. B　2. D　3. C　4. E　5. A　6. B　7. B　8. B　9. E　10. E
　　　　11. B　12. E　13. A　14. B　15. D　16. C

A2 型题:1. C 2. C 3. B 4. A 5. B 6. C 7. A 8. C 9. B 10. C
11. C 12. E

A3 型题:1. C 2. A 3. B 4. D 5. C 6. C

第二章第四节

A1 型题:1. B 2. C 3. D 4. B 5. A 6. A 7. B 8. D 9. C 10. B
11. E 12. C 13. B 14. D 15. E 16. B 17. C 18. A 19. D 20. C
21. A 22. D 23. A 24. B 25. D 26. C 27. C 28. B 29. D

A2 型题:1. C 2. B 3. A 4. B 5. D

A3 型题:1. E 2. C 3. B 4. E 5. C 6. B

第二章第五节

A1 型题:1. C 2. C 3. E 4. D 5. D 6. C 7. D 8. A 9. A 10. C
11. A 12. D 13. C 14. E 15. E 16. B 17. E 18. D 19. A 20. B
21. B 22. A 23. E 24. D 25. E 26. B 27. B 28. D 29. A 30. E
31. B 32. D 33. C 34. B 35. C 36. E 37. D 38. C 39. D 40. D
41. C 42. E 43. D 44. D 45. C 46. D 47. A 48. D 49. A 50. E
51. A 52. C 53. D 54. A 55. E

A2 型题:1. C 2. C 3. E 4. D 5. C 6. A 7. C 8. B 9. D 10. D
11. D 12. A 13. B

A3 型题:1. B 2. D 3. C 4. C 5. C 6. A 7. B 8. E 9. E 10. C
11. D 12. E 13. D 14. E 15. C 16. B 17. B 18. A 19. D 20. C
21. B

第二章第六节

A1 型题:1. B 2. D 3. B 4. E 5. C 6. E 7. E 8. C 9. D 10. C
11. D 12. C 13. C 14. C 15. E

A2 型题:1. A 2. B 3. A 4. C 5. A 6. C 7. D 8. B 9. C 10. E

A3 型题:1. B 2. E 3. A 4. A 5. D 6. B

第二章第七节

A1 型题:1. D 2. A 3. B 4. D 5. C 6. E 7. A 8. B 9. B 10. B
11. A 12. B 13. B 14. A 15. A 16. E 17. B 18. E 19. B 20. C
21. E 22. D 23. D 24. B 25. E 26. C 27. D 28. A 29. C 30. E

A2 型题:1. C 2. C 3. B 4. C 5. A 6. B 7. A 8. C 9. C 10. B
11. C 12. B

A3 型题:1. D 2. A 3. E 4. D 5. D 6. C 7. A 8. E 9. C 10. C
11. E 12. B

第二章第八节

A1 型题:1. D 2. A 3. A 4. B 5. C 6. D 7. B 8. E 9. C 10. E

11. D	12. E	13. D	14. B	15. D	16. B	17. D	18. D	19. D	20. D
21. E	22. E	23. B	24. A	25. D	26. C	27. C	28. A	29. A	30. E
31. C	32. D	33. A	34. A	35. C	36. E	37. A	38. A	39. B	40. D

A2 型题：1. C　2. C　3. A　4. A　5. A　6. A　7. B　8. B　9. A　10. D

A3 型题：1. B　2. A　3. A　4. B　5. D　6. C　7. A　8. E　9. B　10. B
　　　　11. E　12. B

第二章第九节

A1 型题：1. B　2. D　3. D　4. B　5. E　6. E　7. C　8. D　9. D　10. A
　　　　11. B　12. A

A2 型题：1. A　2. B　3. C　4. E　5. B　6. C　7. C　8. D

A3 型题：1. B　2. C　3. D　4. E　5. A　6. C

第二章第十节

A1 型题：1. C　2. C　3. C　4. E　5. B　6. C　7. D　8. A　9. B　10. A
　　　　11. C　12. B　13. B　14. A　15. E　16. E　17. B　18. B　19. C　20. B

A2 型题：1. D　2. E　3. C　4. B　5. C　6. B　7. B　8. D　9. E　10. C

A3 型题：1. D　2. A　3. C　4. D　5. E　6. B

第二章第十一节

A1 型题：1. B　2. D　3. E　4. B　5. C　6. E　7. E　8. C　9. B　10. C
　　　　11. C　12. D　13. E　14. A　15. D　16. C　17. A　18. D　19. D　20. C
　　　　21. D　22. A　23. B

A2 型题：1. A　2. B　3. C　4. D　5. C　6. D　7. C

A3 型题：1. B　2. B　3. C　4. D　5. A　6. C　7. C　8. A　9. A　10. B
　　　　11. D　12. E

第三章

A1 型题：1. E　2. D　3. C　4. B　5. C　6. A　7. D　8. C　9. C　10. E
　　　　11. E　12. B　13. C　14. B　15. B　16. D　17. D　18. D　19. A　20. C

A2 型题：1. A　2. B　3. C　4. C　5. E　6. A　7. E　8. C　9. B　10. D

A3 型题：1. B　2. E　3. A　4. E　5. D　6. C

第四章

A1 型题：1. D　2. A　3. B　4. C　5. B　6. E　7. C　8. A　9. C　10. D
　　　　11. C　12. A　13. B　14. A　15. A　16. E　17. D　18. C　19. E　20. E
　　　　21. A　22. B　23. C　24. C　25. B　26. C　27. E　28. B　29. B　30. A

A2 型题：1. D　2. A　3. D　4. D　5. E　6. E　7. B　8. A　9. B　10. D
　　　　11. C　12. C　13. C　14. B　15. C

A3 型题：1. C　2. C　3. E　4. B　5. B　6. D　7. B　8. D　9. B　10. B
　　　　11. E　12. B　13. B　14. C　15. B

第五章

A1 型题:1. C 2. C 3. B 4. E 5. E 6. E 7. D 8. E 9. E 10. A
　　　　11. D 12. E 13. E 14. E 15. D 16. B 17. E 18. C 19. B
A2 型题:1. A 2. A 3. C 4. C 5. B 6. D 7. D 8. C 9. D 10. D
A3 型题:1. A 2. E